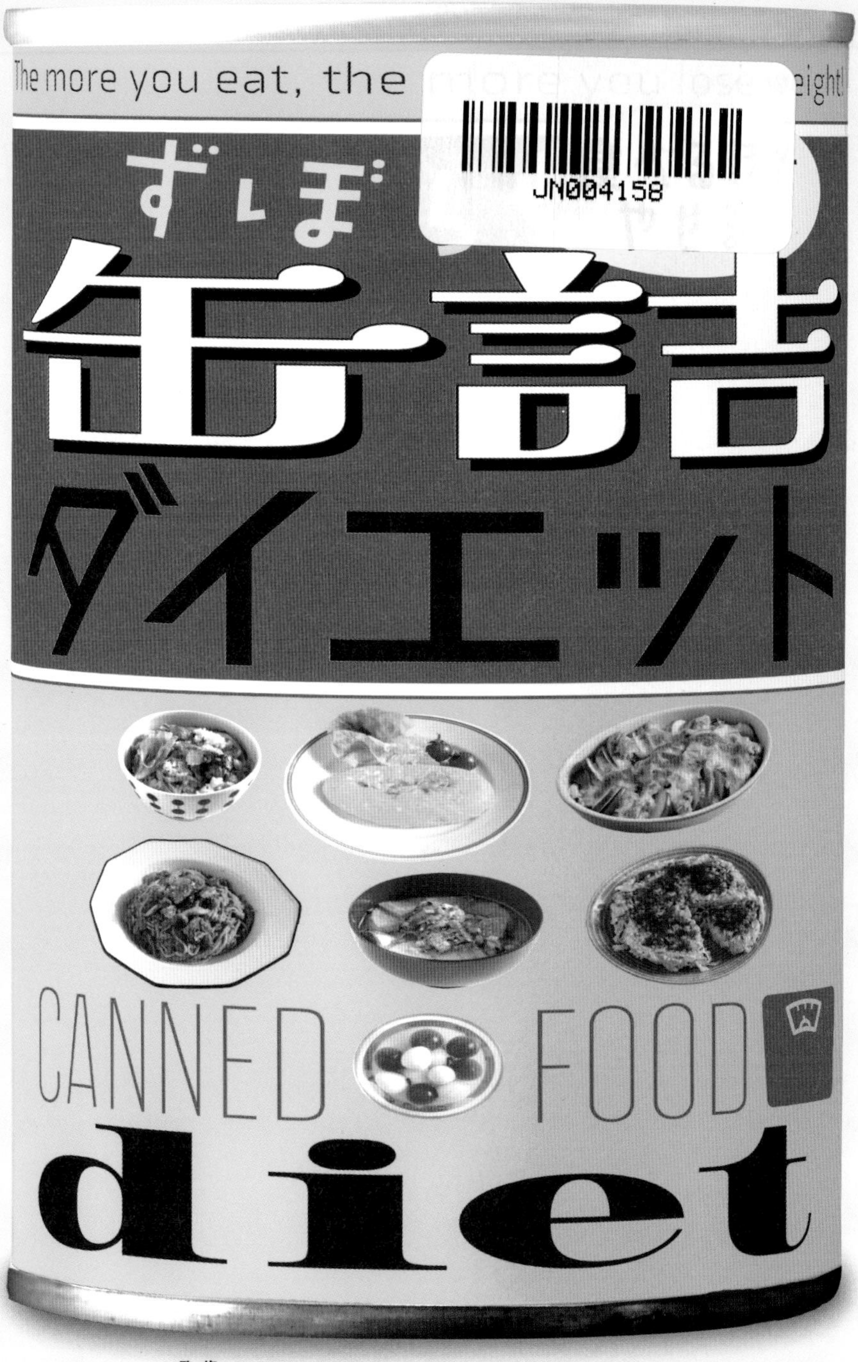

監修
医学博士
白澤卓二

保健師・ダイエット講師
松田リエ

はじめに

今でこそ理想の体型になり、ダイエット講師として指導している私ですが、昔はぽっちゃり体型に悩んでさまざまなダイエットを試しては、リバウンドを繰り返していました。極度の食事制限や筋トレ、サプリメントなど、あらゆるダイエットを試すなかで食事の大切さに気づいたのは、看護師から保健師に転職し、食事指導をするようになってから。患者さんに指導しているのと同じように、私自身の食事も改善してみようと思い、栄養バランスを意識しはじめたのがきっかけです。

すると、3食おいしく食べていただけなのに、1年後には12kgもやせていたのです。この経験により、バランスよく3食食べることが、いかに効率的なダイエットになるかということを実感。じつは運動による消費カロリーは驚くほど少なく、食事を抜くと筋力が落ちて脂肪だけが上乗せされるので、かえってリバウンドの原因になることもわかりました。こうした実体験をもとに、今はハードな運動や食事制限は必要ない「食べてやせる」メソッドをみなさんにお伝えする活動をしています。

本書では、誰でも簡単に実践できる缶詰を使ったレシピを紹介しています。缶詰は代謝を上げるために必要なたんぱく質が豊富で、食欲を抑える〝やせホルモン〟「GLP-1（ジーエルピーワン）」の分泌を促進するEPAや、DHAも手軽にとれるダイエットにぴったりの食材です。また常温で長期保存できるため、いざというときの非常食としても重宝します。缶詰は加熱処理済みなので調理時間も手間も最小限で済み、忙しい人や料理が苦手な人でも気楽に作れるレシピばかりです。

ダイエットが成功し、私の人生は大きく変わりました。便秘や貧血、肌荒れなど、あらゆる体の不調がなくなったうえ、朝はすっきり起きられて1日の活動量が増えました。自分に自信がつき、視野が広がって考え方も前向きになり、イライラすることが減って性格まで穏やかになったと言われます。

こうした変化は短期間で感じるのは難しいかもしれません。ダイエットでもっとも大切なのは継続することです。続けているうちに、ちょっとずつやせて、ちょっとずつ体調がよくなります。こうした小さな変化を感じることがモチベーションになり、その積み重ねがやがて大きな変化になります。作りやすい缶詰レシピは継続しやすいと思うので、まずは1週間からはじめてみませんか。

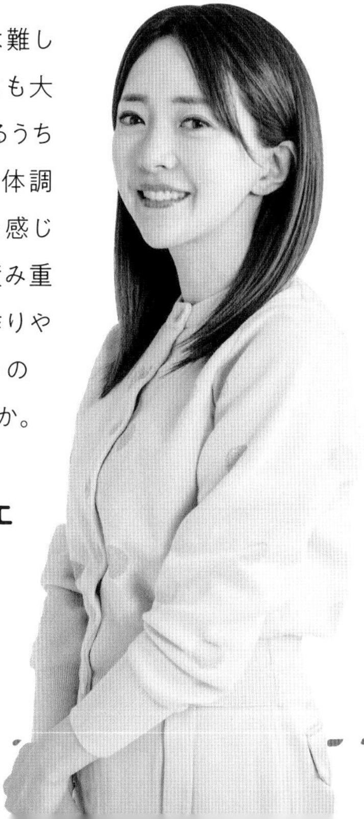

松田リエ

缶詰でやせる5つの理由

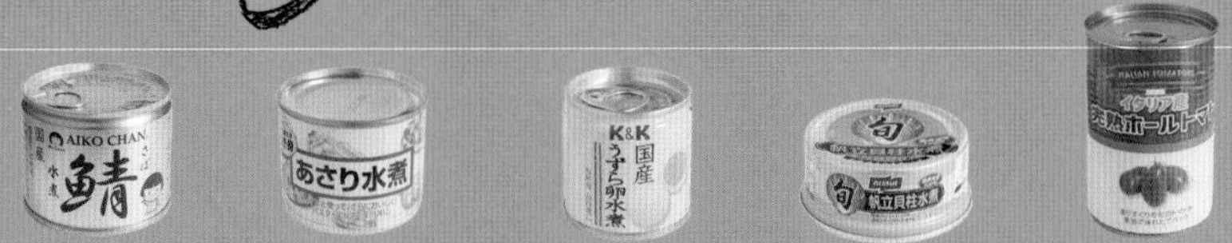

1 代謝を高める良質な脂質が豊富！

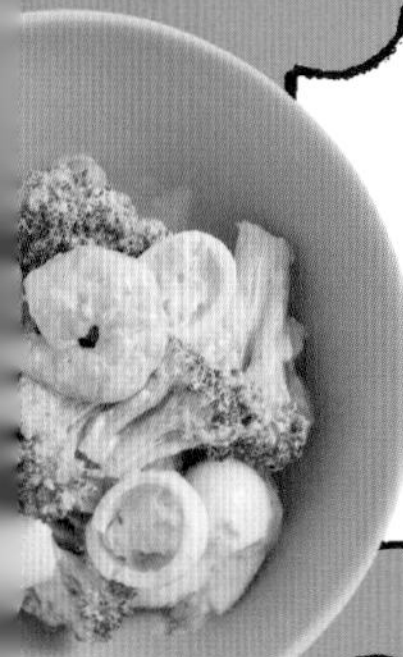

さば、いわし、さけ、ツナなどの缶詰にはEPAやDHAが豊富です。
これらは「オメガ3脂肪酸」という不飽和脂肪酸で、
血液をサラサラにして代謝を高める作用があります。
油は時間が経つと酸化しやすく、酸化した脂質は体によくないと
言われていますが、新鮮なうちに調理・密閉した缶詰なら、
酸化の少ない良質な脂質を効率よくとることができます。

2 青魚に含まれるEPAが やせホルモンを分泌させる

誰もが体の中に持っている「GLP-1」というホルモンは、
一定の食事量を超えると食欲を抑えてくれるストッパーの役割をし、
〝やせホルモン〟とも呼ばれています（P106-107）。
さば缶やいわし缶などに含まれるEPAには、
このGLP-1の分泌を促進する働きがあると言われているので、
食事量が大切なダイエットにとてもいい食材なのです。

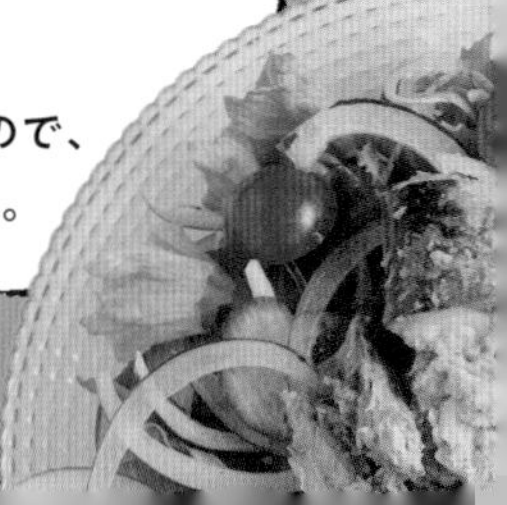

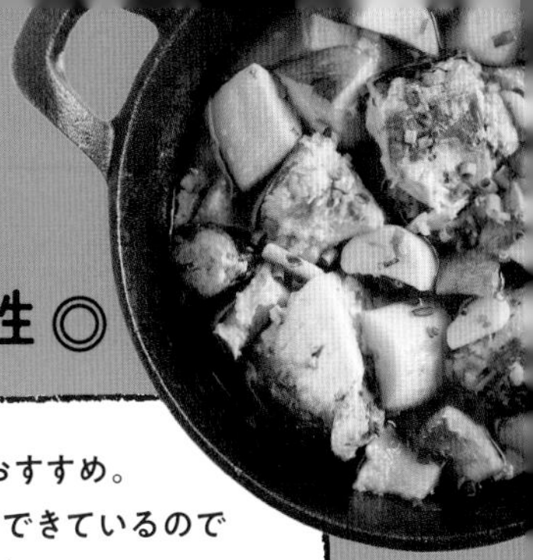

3 原材料がシンプルで糖質オフメニューと相性◎

缶詰は味つけされたものではなく、水煮缶がおすすめ。
添加物が含まれず、素材と塩のシンプルな原材料でできているので
健康的。うまみがたっぷりで満足感があるため、
糖質を抑えたメニューでも物足りなさを感じません。

4 加熱処理済みで調理が簡単だから、続けやすい

ダイエットはなによりも継続することが大事。
缶詰はあらかじめ加熱処理されているので、火を通さなくても
食べられるし、包丁もまな板も不要。調理の手間も時間も
最小限で作れるから、ずぼらさんでも気負わず続けられます。

5 常温で長期保存できるから買い置きできる！

生の食材は買ってきたら早めに調理しないと、使いきれず
傷んでしまうことも……。缶詰は長期保存できるので、
まとめて買ってストックしておけば好きなときに使えます。
毎日買い物に行く時間のない忙しい人にもぴったり。

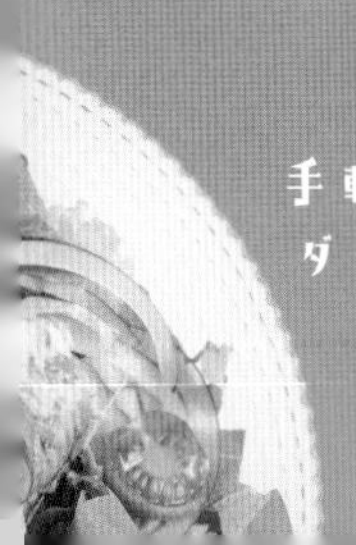

手軽でおいしい缶詰こそ、
ダイエッターの強い味方！

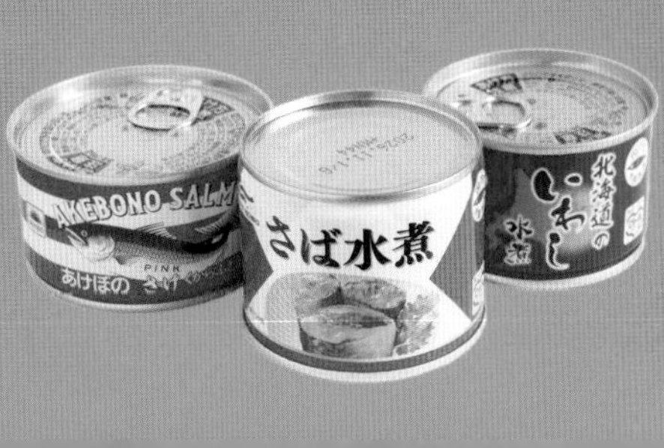

松田リエのダイエット遍歴

人の体は食べたものでできている
3食おいしく食べて、
我慢のダイエットは卒業！

私がダイエットをはじめたのは小学5年生のとき。同年代の女性アイドルに憧れ、美意識が芽生えた頃です。組体操のピラミッドでいつも一番下の土台役に選ばれるほど体格がよかった私は、体型を気にして食事制限をするように。しかし、知識もないのでうまくいかず、20代前半まではダイエットとリバウンドを繰り返す日々でした。

大学卒業後、看護師として働きはじめます。その頃も置き換えドリンクやサプリ、運動など、さまざまなダイエットを試しますが、ストレスによる暴飲暴食でどんどん太り、便秘、肌荒れなどの不調もあらわれ、体はズタボロ……。そんな生活に転機が訪れます。

病気にならないための予防医療に興味があり、保健師に転職。食事指導の仕事をするようになり、ふと目にした「人の体は食べたものでできている」という言葉に心を動かされました。栄養学と体のメカニズムを勉強し、まずは私自身の食事を見直すことに。すると3食おいしく食べているのに、脂肪がきれいに落ち、1年後には12kgもやせていたのです。食事制限ではなく「食事改善」の大切さに気づき、我慢のダイエットを卒業！　おかげで出産後も20日で元の体重に戻り、今でもずっとベストな体重と体脂肪率をキープしています。

体重12kg減！ 1年で 無理なくきれいにやせました！

リバウンドを繰り返していた私のダイエット生活に終止符を打ったのは、
ハードな運動や筋トレではなく、食事改善でした。

Before

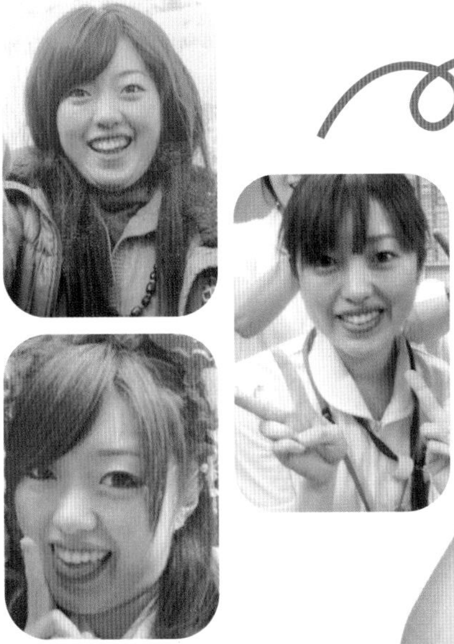

After

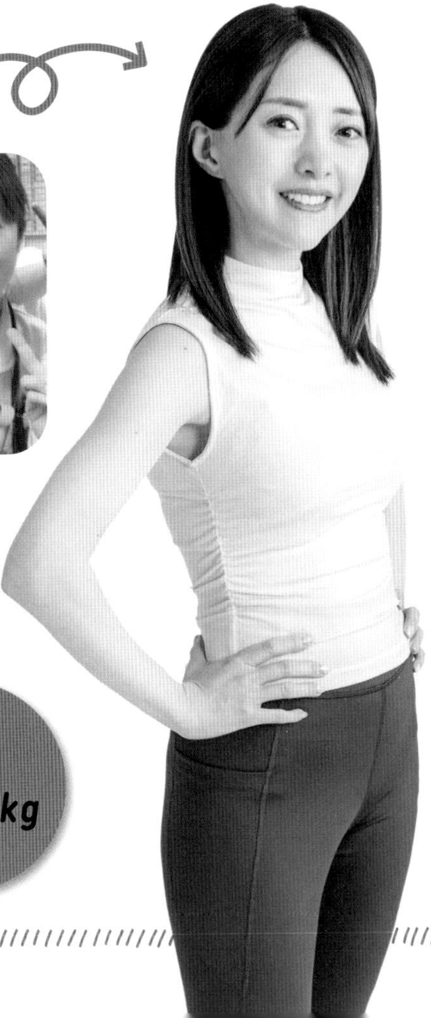

一番太っていたのは24～25歳。体重は53kgあり、顔もまんまる。27歳で食事改善をはじめ、1年で41kgまで減量。現在も40～42kgをキープ。

53kg ▸▸▶ 41kg

（身長153cm）

ずぼら缶詰ダイエットで、

Case 1

「食べてやせる」ダイエットで 50歳でも変われた！ お肌の調子がよくなり、睡眠の質が向上

Before

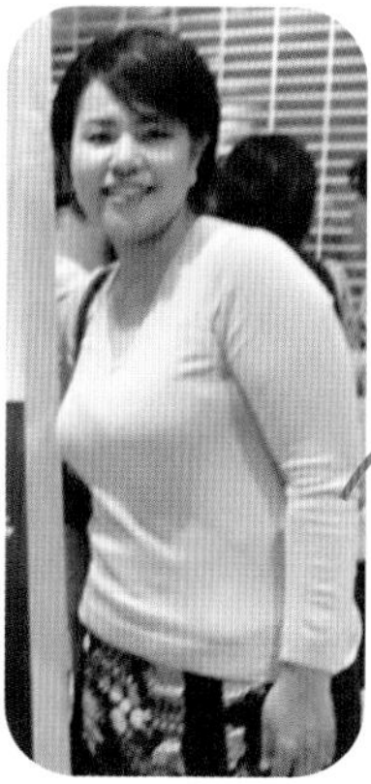

やせてから体調がとてもよくなりました！ 肌がきれいになって以前は使っていたアトピーの薬も不要に。

After

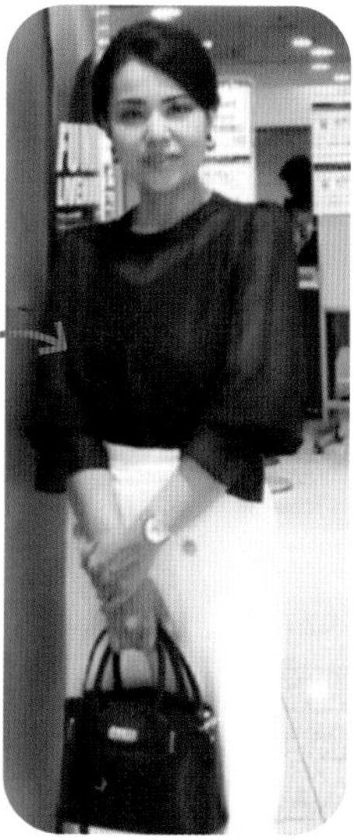

50代 目黒由佳さん

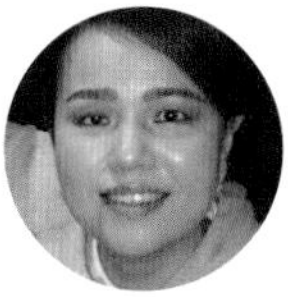

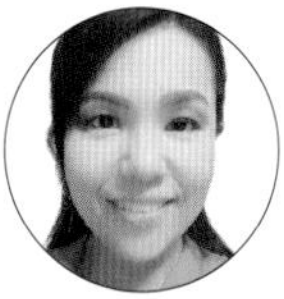

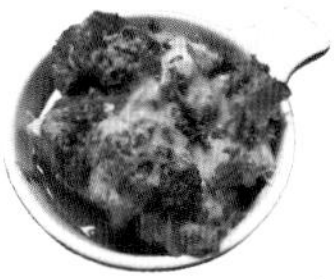

さば缶とトマト缶と野菜を耐熱皿に入れ、チーズをかけて焼くオーブン焼きがお気に入りのメニュー。

体重
-10kg

体脂肪率
-10%

今まで運動やサプリなどさまざまなダイエットを試してきました。それなりに体重は落とせましたが、すぐにリバウンドをして体重や体脂肪率がどんどん増えていき、精神的にも辛い日々でした。食べないダイエットしかしたことがなかったので、「食べてやせる」なんて大丈夫かな？ と思っていましたが、実際にやってみると本当でした！ 3食しっかり食べているのに、体重も体脂肪率も減り続け、3か月で体重が−7kg、体脂肪率−7%と成果が！ 現在は体重−10kg、体脂肪率−10%と記録更新中です。しかも、お肌の調子もよく、睡眠の質が上がり、疲れにくくなったと思います。なにより50歳でも変われたのがびっくりです。

缶詰は調理がラクで、日持ちするのでストックしておけるのがうれしいところ。特にさば缶は魚を手軽にとれるので頻繁に使っています。食事で栄養をとっているおかげか、毎日食べていたコンビニスイーツを食べたいと思わなくなったのもうれしい変化です。

私たちもやせました！

Case 2

炭水化物多めの食習慣が激変！
栄養バランスがよい食事でやせて
元気になり、慢性疲労も改善！

Before

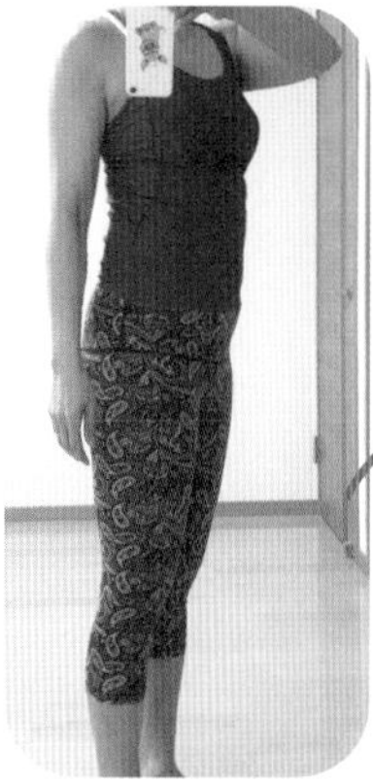

気になっていたお腹や腰回り、二の腕もすっきり！　体が軽くなって股関節の違和感がなくなりました。

After

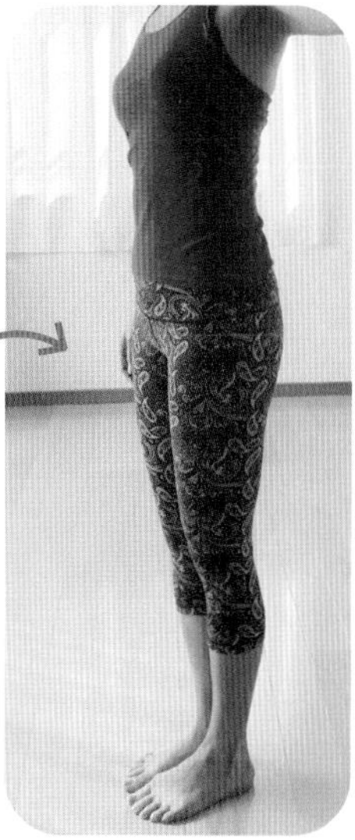

40代 羽鳥ゆかりさん

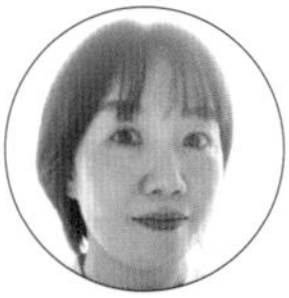

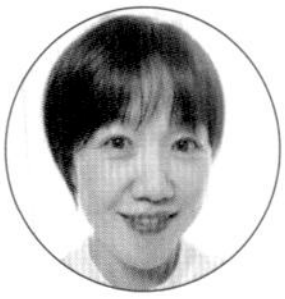

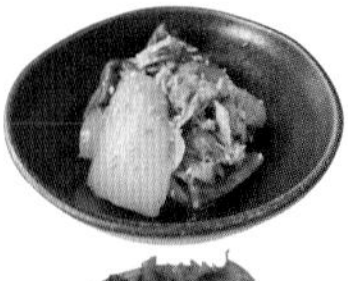

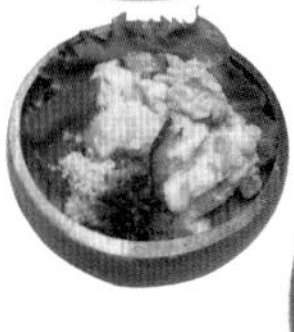

野菜とツナ缶の炒めものはお弁当にもぴったり。ポテトサラダはツナ缶があればマヨネーズは少量でOK。

体重
-9.4kg

体脂肪率
-6.5%

　パン、麺類、ピザなどの炭水化物が大好きで、子どもと一緒におやつを食べて、さらに夜遅い時間のお菓子もやめられない。そんな食生活を続けていたので、食べているものが原因で太ったという自覚はありました。だから食事を変えればやせられるという考え方には共感し、継続しやすかったです。健康的に食べながら、一番やせていた20年前よりも体重が減り、元気になりました。寝ても疲れがとれない慢性疲労が改善したのが本当にうれしいです。

　今まで魚介類をほとんど食べなかったのですが、缶詰を使うことで、糖質過剰から栄養バランスのよい食事へと劇的に変わりました。さば缶は年配の方向けのものという勝手なイメージがありましたが、栄養価の高い食材だと知ってからは活用しまくり。料理をするのが面倒な日でも缶を開けてすぐに食べられるのが最高！　さば缶やツナ缶はサラダのトッピングや炒めものに、あさり缶は味噌汁にと、いろいろな食べ方で楽しんでいます。

Case 3

たんぱく質がしっかりとれるメニューで健康的にやせて、肩こり、腰痛、ひざ痛もラクに

Before

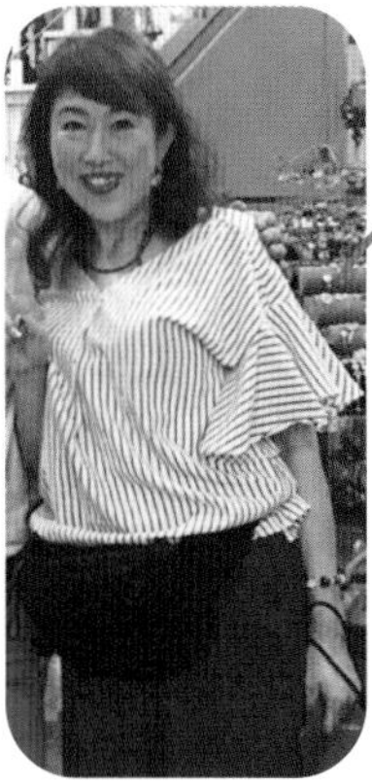

After

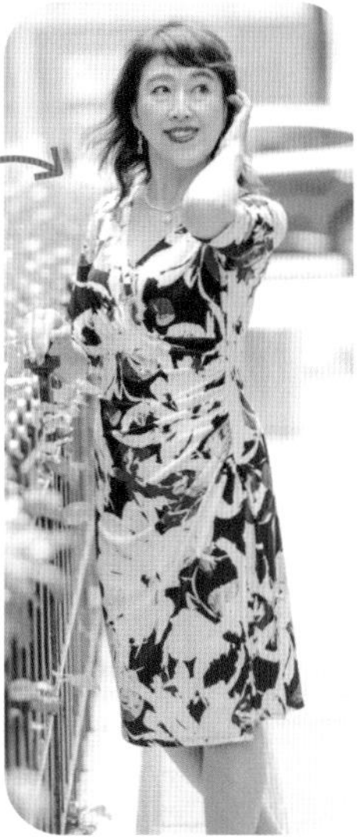

糖尿病予備軍と言われていましたが、ヘモグロビンA1cが低下！ 肌もワントーン明るくなりました。

60代 渡部真理子さん

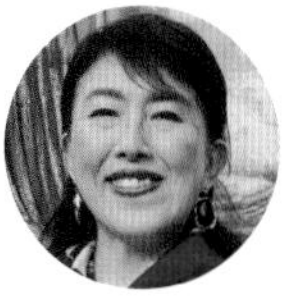

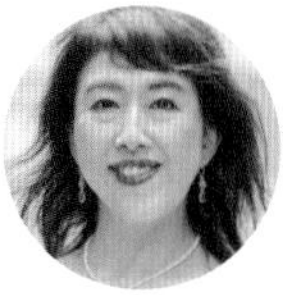

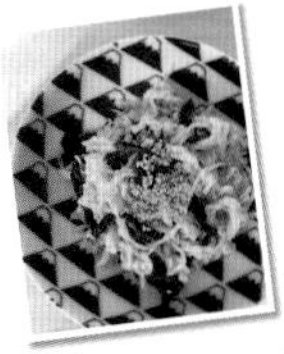

ツナ缶と切り干し大根のサラダはお気に入りのメニュー。リンゴ酢でさっぱりと味付けしています。

体重
-8kg
体脂肪率
-8.6%

40代からやせにくくなり、エアロビクス、フラメンコなどで体を動かすようにしても、2～3kg減ってはすぐにリバウンド。50代で置き換えダイエットやサプリ、耳ツボ、補整下着、エステなどいろいろな方法を試しましたが、やはりリバウンドの繰り返し。60代になると1kgもやせず、健康にも不安が……。そんなときに出会った「食べてやせる」ダイエットは、食事を楽しみながらやせることができ、肩こりや腰痛も改善して大満足です！

缶詰は簡単にたんぱく質をとれるのがうれしいポイント。食事改善をはじめてから最初の1か月半は体脂肪率がなかなか減らなかったのですが、食事でたんぱく質をしっかりとるようになってから、3か月で体重が−5kg、体脂肪率が−5.5％に。お気に入りのメニューはさば缶を使ったさばバーグやさばカレー、ツナ缶を使った混ぜご飯やサラダなど。特に夜は消化のいい魚を食べているので、缶詰のおかげでレパートリーが増えて助かっています。

Case 4 PMSが改善し、イライラが減った！ 同じものを食べる家族も健康に

30代 田中ひとみさん

週末に食材のまとめ買いをすることが多いので、長期保存できる缶詰は必ず常備。手軽に栄養がとれて調理が簡単な缶詰なら、ずぼらな私でも続けやすくて気に入っています。さば缶やツナ缶を使うことが多く、トマトベースのカレー、スープやパスタなどアレンジを楽しんでいます。3か月で体重−9.4kg、体脂肪率−10.8%、体内年齢19歳に！ イライラが減って前向きな考え方になり、同じ食事をしている夫も5kgやせて健康的になりました。

Before

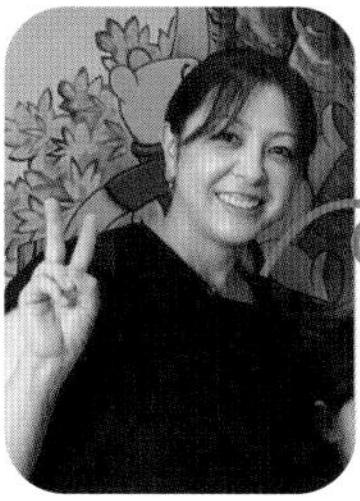

食事を変えてから、便秘や睡眠の質が劇的に改善！ 心に余裕ができ、考え方も前向きになりました。

After

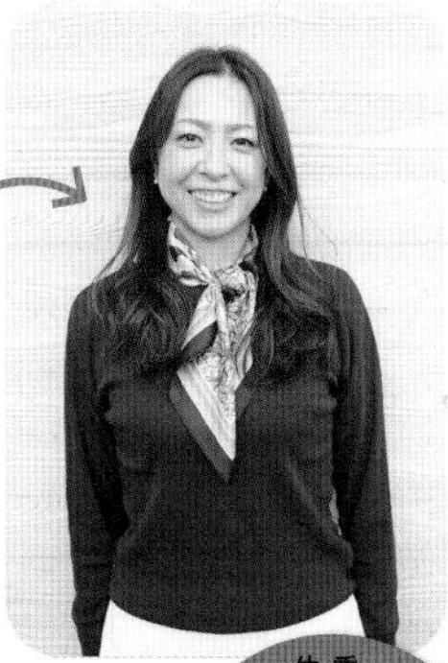

体重 **-9.4kg**

体脂肪率 **-10.8%**

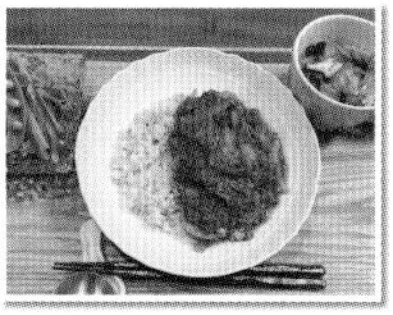

さば缶トマトカレーにサラダ、ツナ缶と野菜とわかめのスープを添えて。栄養もしっかりとれます。

Case 5 だるさが解消、目覚めすっきり！ 甘いものを自然と食べなくなった

50代 稲田由美さん

Before

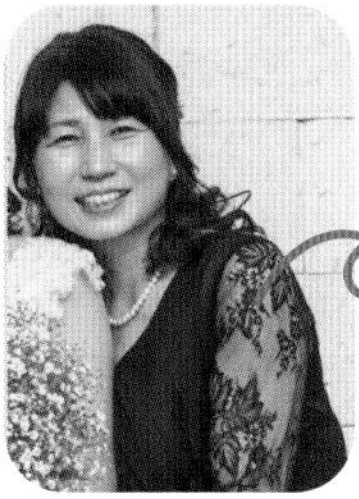

長年悩んでいた体のだるさやむくみ、便秘が解消！ 洋服を試着するのが楽しくなりました。

After

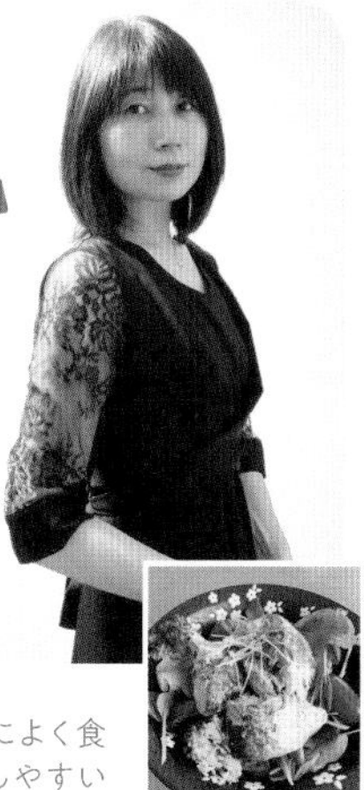

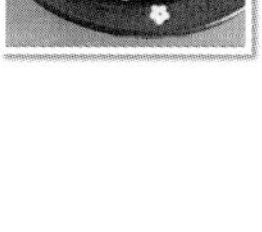

さば缶ぶっかけサラダはお昼によく食べています。缶詰はアレンジしやすいから飽きずに続けられます。

幼い頃からぽっちゃり体型で甘いものが大好き。いろいろなダイエットに挑戦してきましたが40代後半からやせなくなり、50歳を過ぎると少しずつ増加傾向に。缶詰は栄養たっぷりで幅広いメニューにアレンジしやすいのが魅力。しっかり食べているのに、3か月で体重−7.3kg、体脂肪率−6.2%、ウエスト−10cmを達成！ 起床時のだるさがなくなり、気持ちも前向きに。毎日食べていた甘いものが自然と欲しくなくなったのが一番の驚きでした。

体重 **-7.3kg**

体脂肪率 **-6.2%**

contents

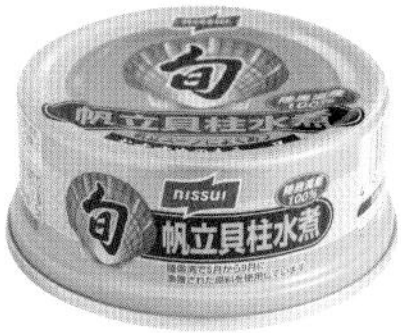

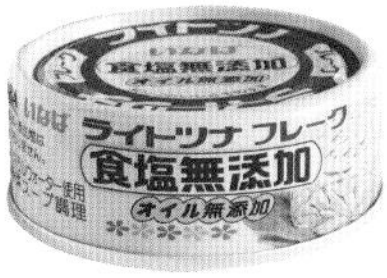

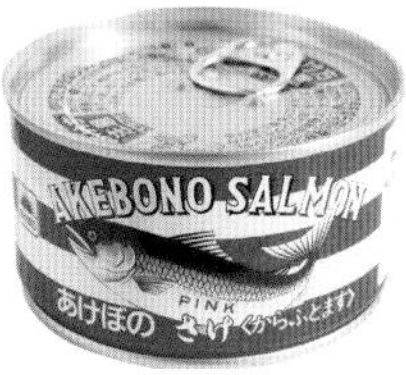

1 火を使わない 超ずぼら缶詰レシピ

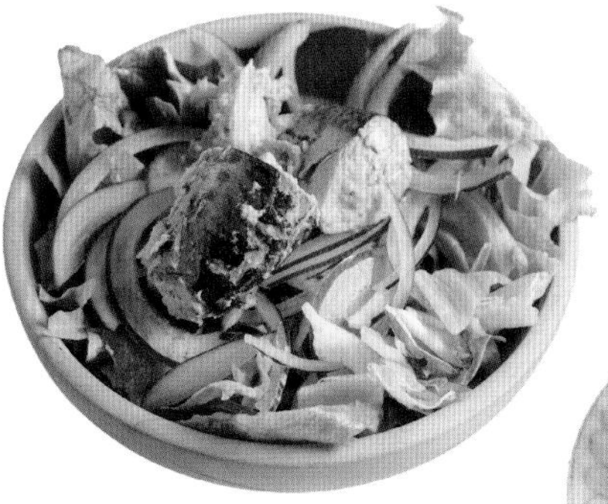

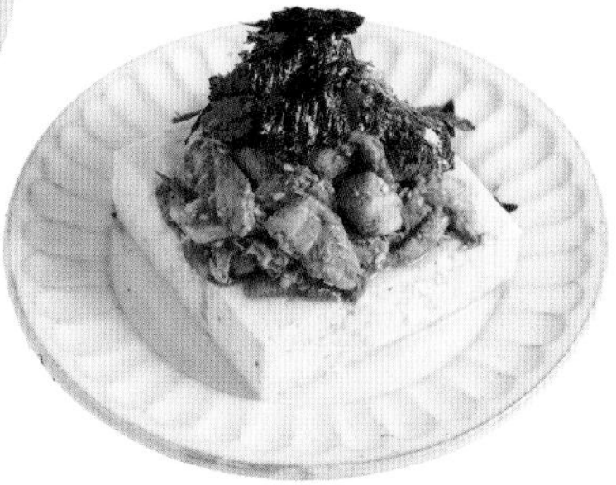

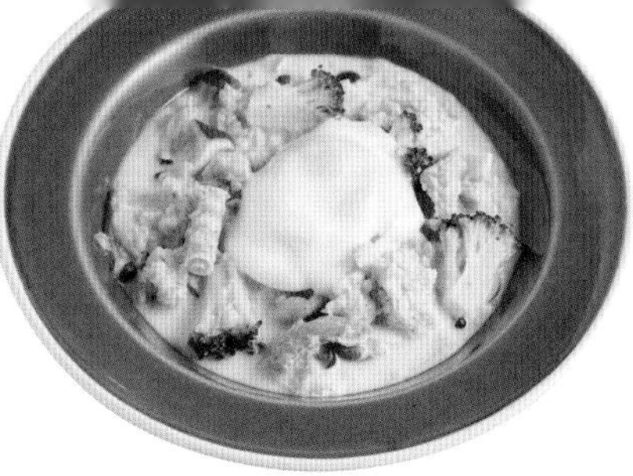

2 電子レンジ&トースターでできる! 簡単レシピ

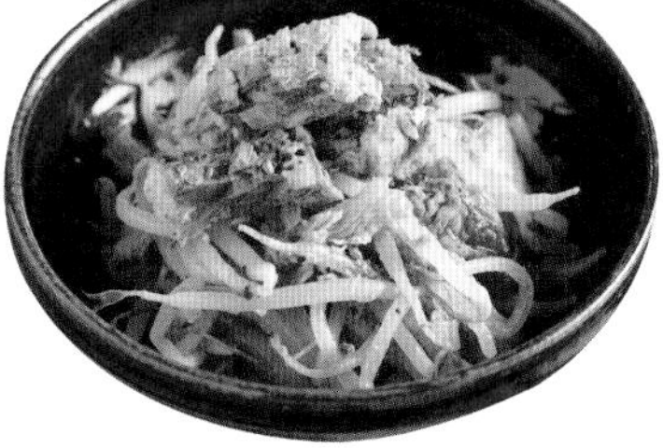

3 フライパンでお手軽! 煮込み&焼きもの

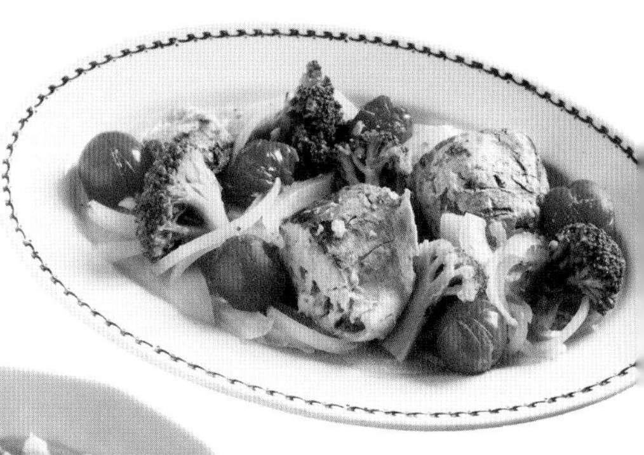

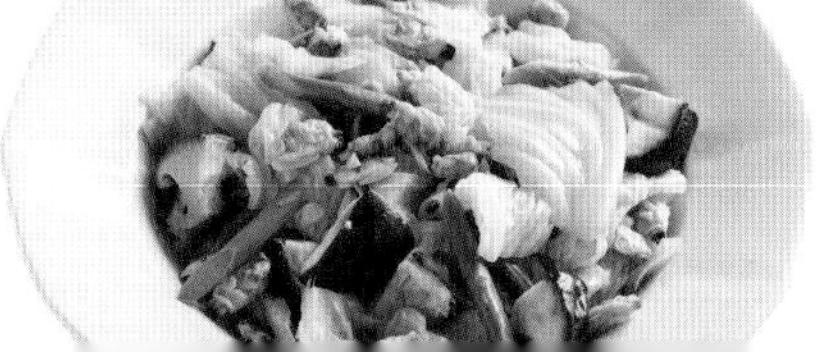

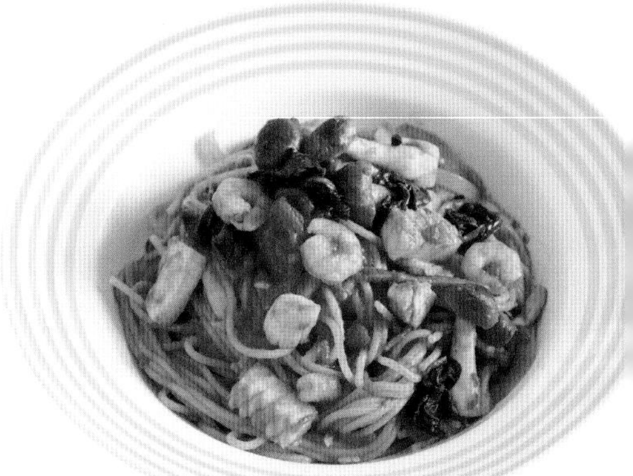

4 一皿で大満足！ ごはん&麺

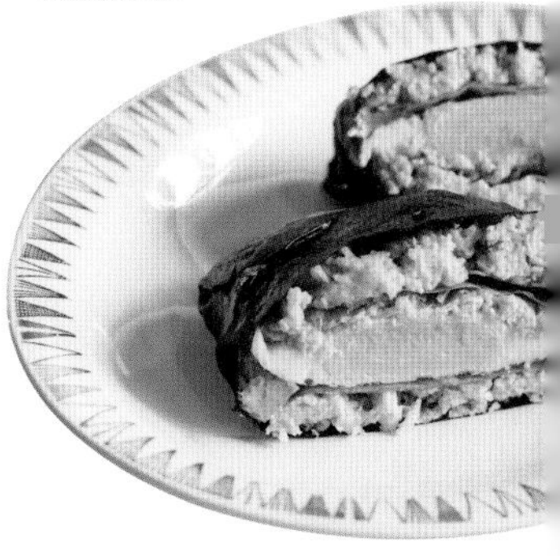

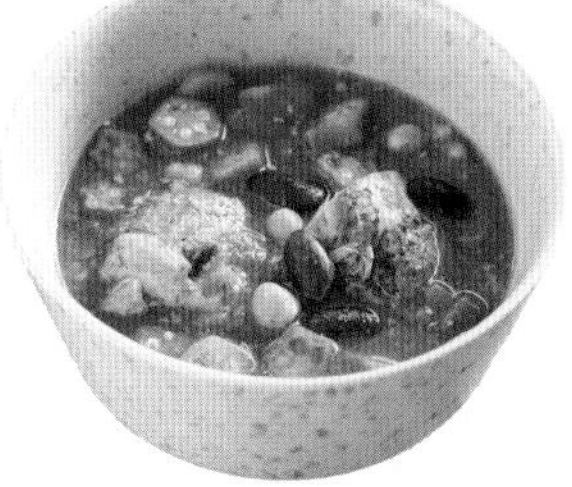

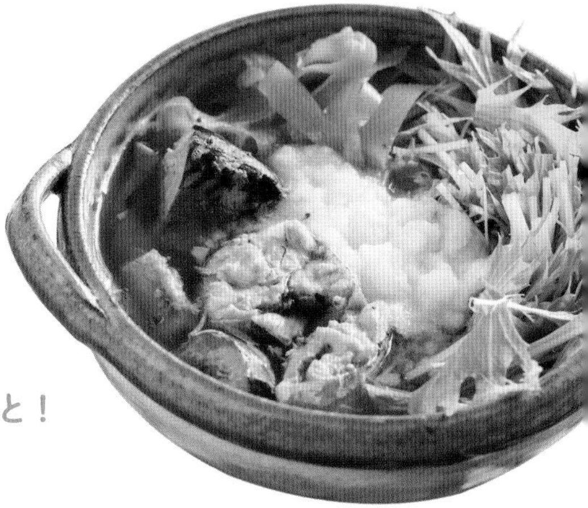

5 缶詰の栄養まるごと! スープ&鍋

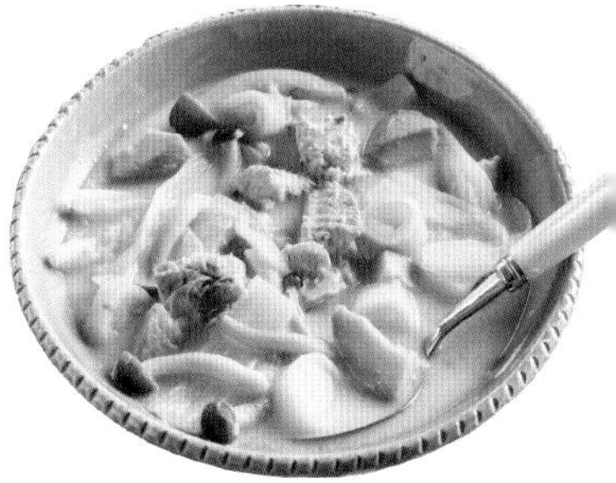

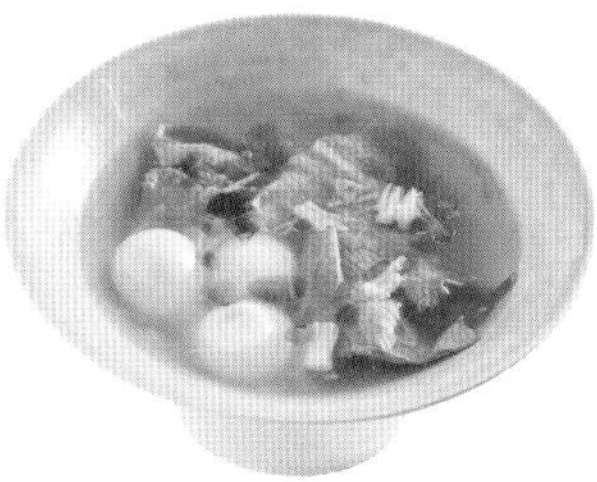

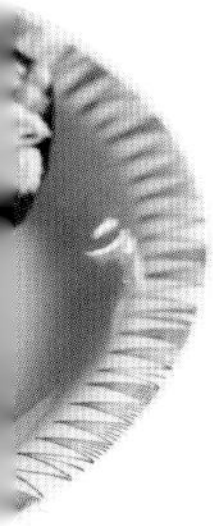

「ずぼら缶詰ダイエット」
ルールと注意事項

- カロリー、たんぱく質、糖質量は1人分を表記しています。
- 小さじ1は5ml、大さじ1は15mlです。
  ひとつまみは、親指、人さし指、中指の3本の指先でつまんだ量です。
  少々は、親指と人さし指でつまんだ量です。
- 電子レンジは600Wを基準にしています。
  500Wの場合は、1.2倍を目安に様子を見ながら
  加熱時間を加減してください。
- 野菜は特に表記のない場合は中サイズになります。
- 野菜やきのこ類は特に表記がない限り、皮を剝き、
  種やワタを除いたり、石づきを落としたりしています。
- 甘味料はエリスリトールを使用していますが、
  はちみつやオリゴ糖で代用してもかまいません。
- みりんは本みりん、バターは無塩タイプを使用しています。
- マヨネーズはなるべく添加物が少なく、
  自然な素材を使っているものを選んでください。
- ポン酢は人工甘味料を使用していないものを選んでください。
- パスタはゼンブヌードルを使用しています。
- 小麦粉の代わりに、おからパウダーや米粉を使用しています。

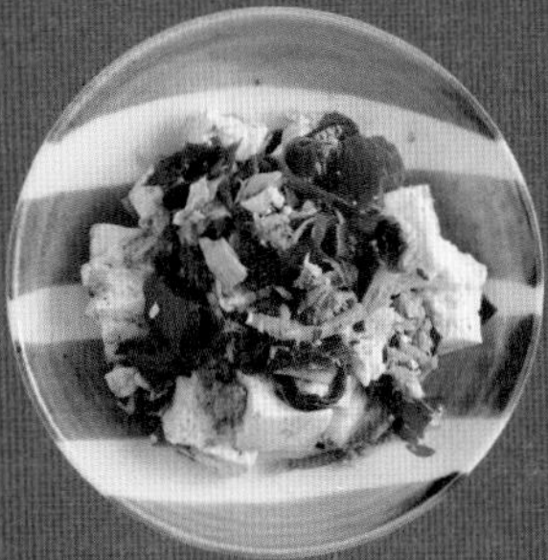

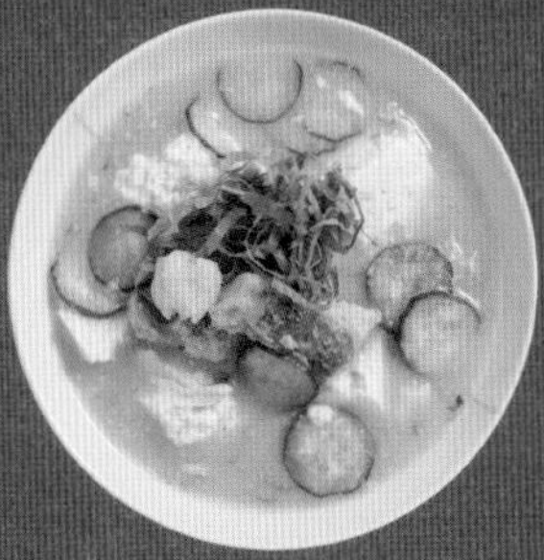

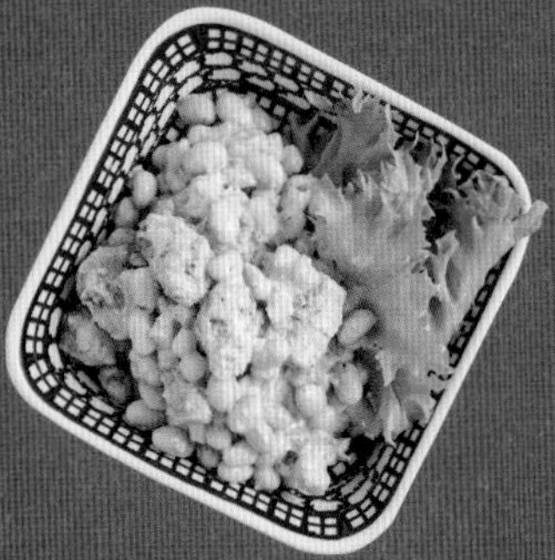

1

火を使わない

超ずぼら缶詰レシピ

加熱処理されている缶詰は、
火を通さずにそのまま食べられます。
野菜とあえるなど、ほんのひと手間を
加えるだけで立派なごちそうに！

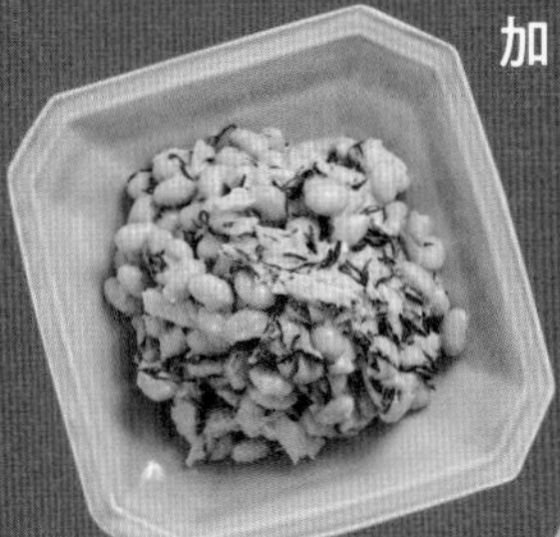

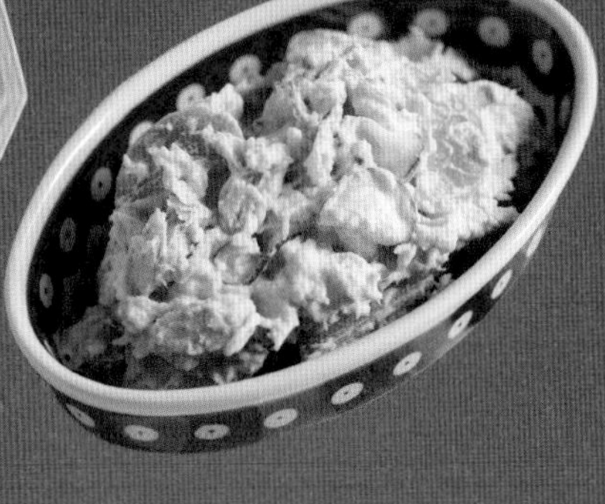

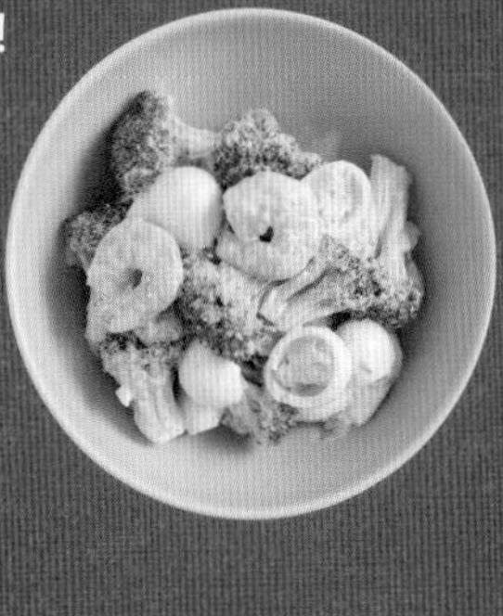

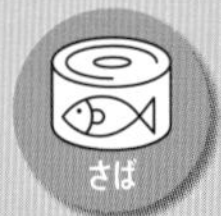

カロリー	たんぱく質	糖質
184 kcal	17.5 g	3.6 g

うまみと栄養を含んださばの缶汁を
ドレッシング代わりにかけて

さば缶ぶっかけサラダ

材料（2人分）

さば缶（水煮）……1缶（190g）
紫玉ねぎ……1/2個
好みの葉野菜……適量

1 紫玉ねぎは薄切りにし、水にさらして水気をきる。

2 器に葉野菜と1を盛り、さばの身を軽くほぐしてのせ、缶汁を全体にまわしかける。好みでレモン汁をかける。

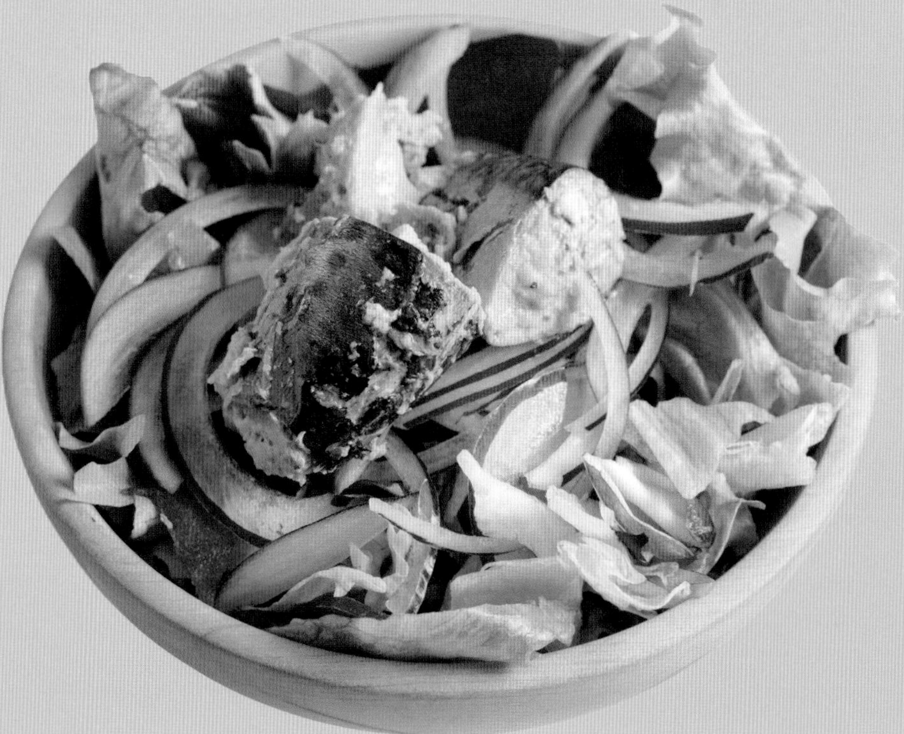

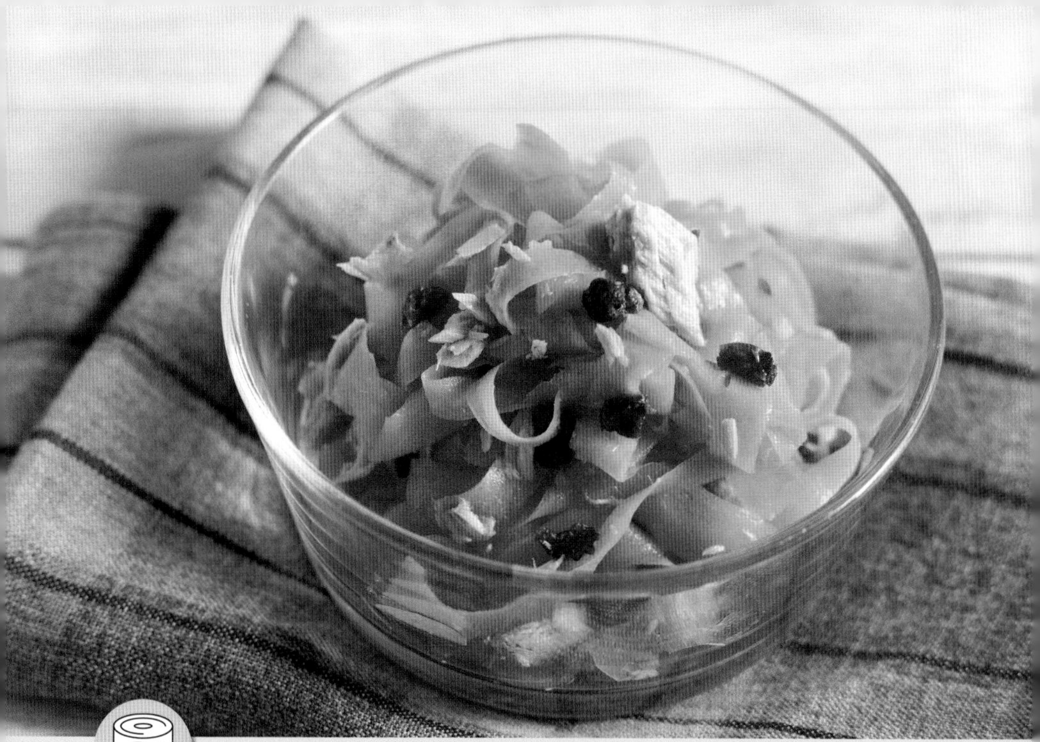

ツナ

カロリー	たんぱく質	糖質
135 kcal	5.1 g	8.6 g

にんじんはピーラーで
スライスすると味がなじみやすい。
レーズンで自然な甘みをプラス

ツナのキャロットラペ

材料（2人分）

ツナ缶（水煮）…… 1缶（70g）
にんじん …… 1本
レーズン …… 15g
Ⓐ レモン汁・オリーブ油 …… 各大さじ1
塩 …… ひとつまみ

1 ボウルにⒶを入れて混ぜ、レーズンを粗みじん切りにして加える。

2 にんじんはピーラーで薄くスライスし、1に加える。汁気をきったツナ缶も加えて混ぜ合わせ、15分以上なじませる。

いわし　大豆

カロリー	たんぱく質	糖質
319 kcal	22.9 g	4.2 g

淡白な豆にいわし缶を合わせておかず感アップ。
ヨーグルトの酸味がさわやか

いわし缶の ビーンズサラダ

材料（2人分）

いわし缶（水煮）…… 1缶（145g）
大豆缶（水煮）…… 1缶（120g）
コーン（水煮）…… 40g
Ⓐ プレーンヨーグルト・マヨネーズ・
白すりごま …… 各大さじ1
しょうゆ …… 小さじ1
こしょう …… 少々
リーフレタス …… 適量

1 ボウルにⒶを入れ、混ぜ合わせる。

2 1に汁気をきったいわし缶と大豆缶、コーンを加えてあえる。

3 器にリーフレタスを敷き、2を盛る。

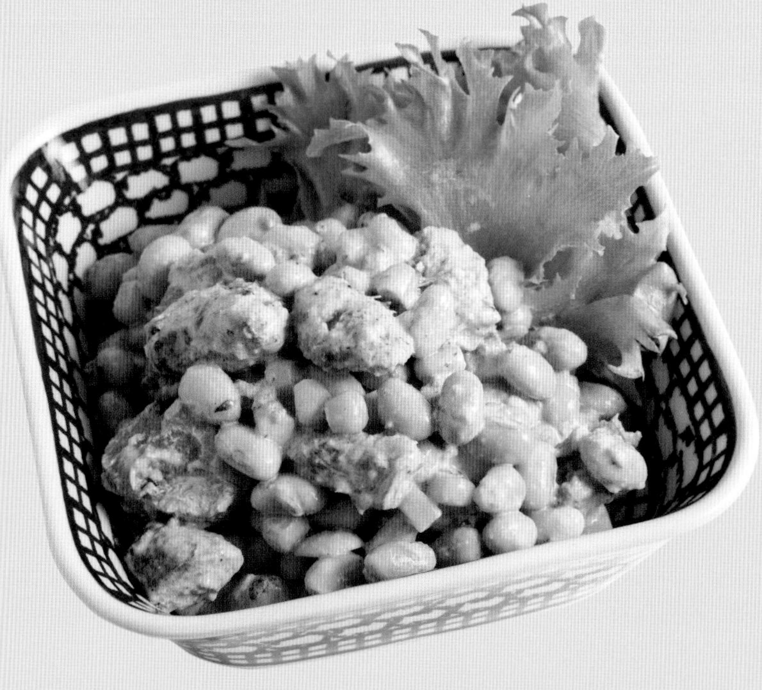

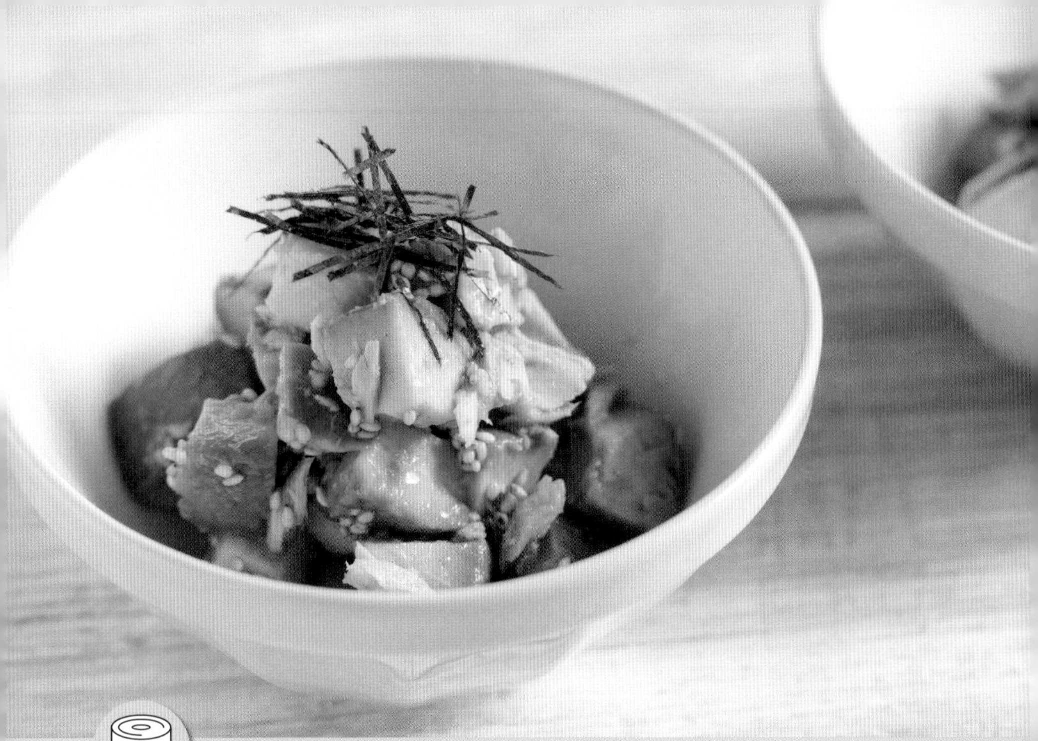

ツナ

カロリー	たんぱく質	糖質
222 kcal	4.0 g	0.6 g

美肌

むくみ解消

便秘解消

アボカドは美容にうれしい
栄養がたくさん！　ごま油が
香ばしい中華風のあえものに

アボカドとツナのナムル

材料（2人分）

アボカド……1個
ツナ缶（水煮）……1/2缶（35g）
Ⓐ ごま油……大さじ1
中華だし（無添加）……小さじ1
塩・こしょう……各少々
白いりごま……大さじ1
刻みのり……適量

1 ボウルにⒶを入れ、混ぜ合わせる。

2 アボカドは1cm角に切り、汁気をきったツナ缶とともに1に加え、軽くあえる。

3 器に盛り、刻みのりをのせる。

うずら

カロリー	たんぱく質	糖質
234 kcal	16.4 g	2.4 g

ボイルえびと冷凍野菜、缶詰のうずら卵で
ボリュームサラダの完成!

えびとブロッコリーのエッグサラダ

材料（2人分）

うずら卵缶（水煮）…… 1缶（45g）
ボイルむきえび（サラダ用）…… 10尾
冷凍ブロッコリー …… 8房
Ⓐ プレーンヨーグルト …… 大さじ1
マヨネーズ …… 大さじ2
白すりごま …… 大さじ1
顆粒だし …… 小さじ1/2

1 うずら卵はさっと洗って水気をふき、2等分に切る。冷凍ブロッコリーは解凍し、水気をふく。

2 ボウルにⒶを入れて混ぜ、1とボイルむきえびを加えてあえる。

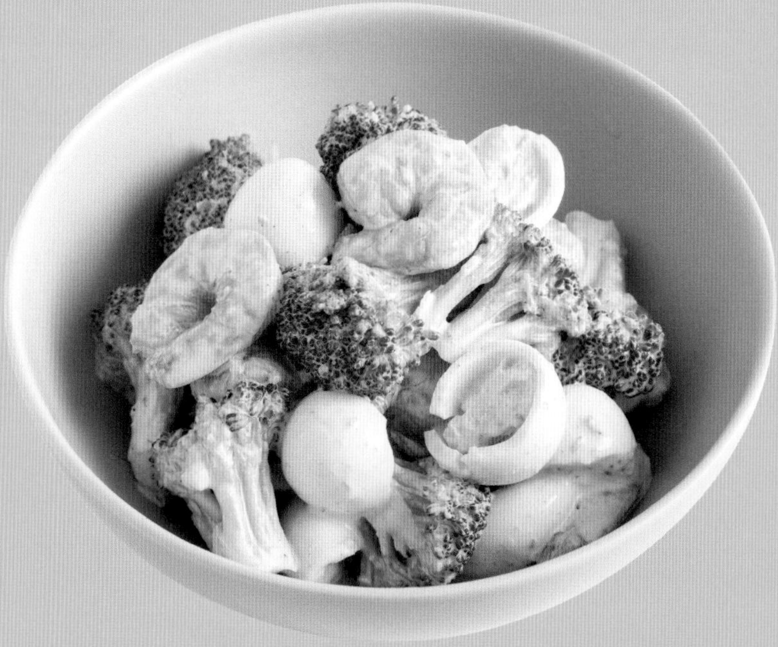

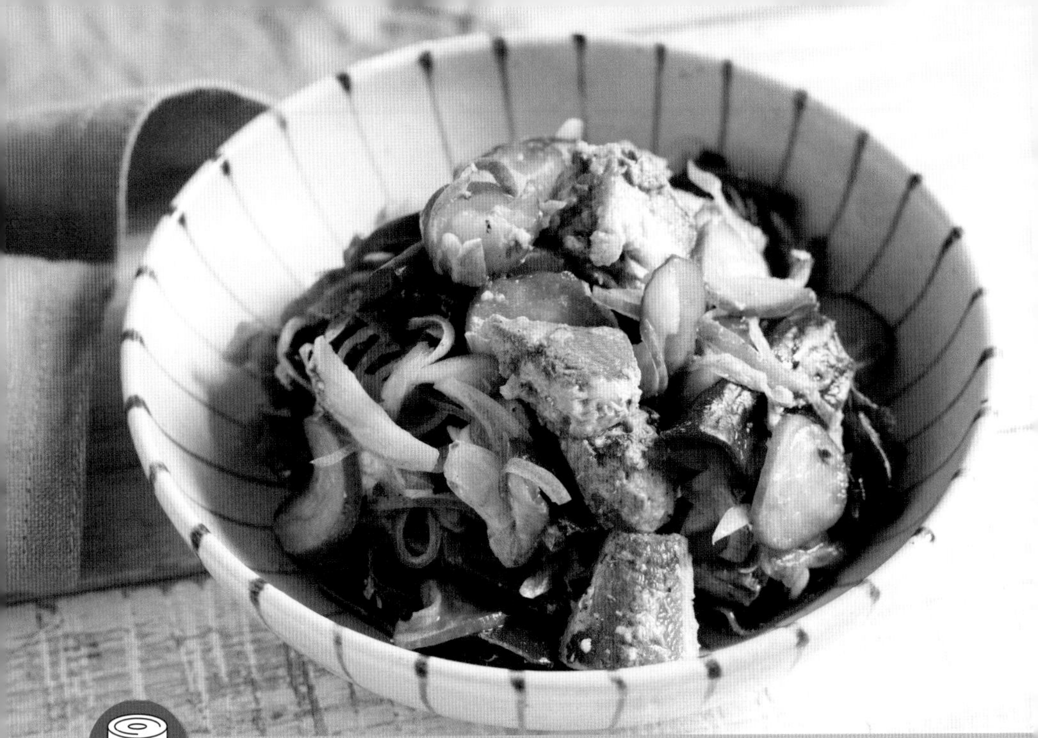

いわし

カロリー	たんぱく質	糖質
150 kcal	13.6 g	1.9 g

うなぎの蒲焼ときゅうりの酢のものを合わせた料理「うざく」を、いわし缶で手軽に

いわし缶のうざく風

材料（2人分）

いわし缶（水煮）‥‥1缶（145g）
きゅうり‥‥1本
みょうが‥‥1個
乾燥わかめ‥‥大さじ3
Ⓐ 酢‥‥大さじ2
　 しょうゆ・みりん‥‥各小さじ1

1 きゅうりは薄い小口切りにし、塩少々（分量外）をもみ込んで少しおき、水気をよく絞る。みょうがはせん切りにする。乾燥わかめは水で戻し、水気を絞る。

2 ボウルにⒶを入れて混ぜ、1と汁気をきったいわし缶を加え、さっとあえる。

さけ

カロリー	たんぱく質	糖質
240 kcal	9.4 g	0.6 g

濃厚なアボカドにさけがマッチ。野菜やパンにつけてどうぞ

さけ缶とアボカドのディップ

材料（2人分）

さけ缶（水煮）…… 1缶（90g）
アボカド …… 1個
Ⓐ 酢 …… 大さじ1
鶏ガラスープの素 …… 小さじ1
オリーブ油 …… 小さじ2
こしょう …… 少々
好みの野菜（きゅうり・パプリカ・大根など）…… 適量

1 アボカドは半分に切って種を取り除き、スプーンで身を出し、ボウルに入れる。

2 1に汁気をきったさけ缶とⒶを加え、アボカドとさけをつぶしながら混ぜる。

3 野菜をスティック状に切り、ディップしていただく。

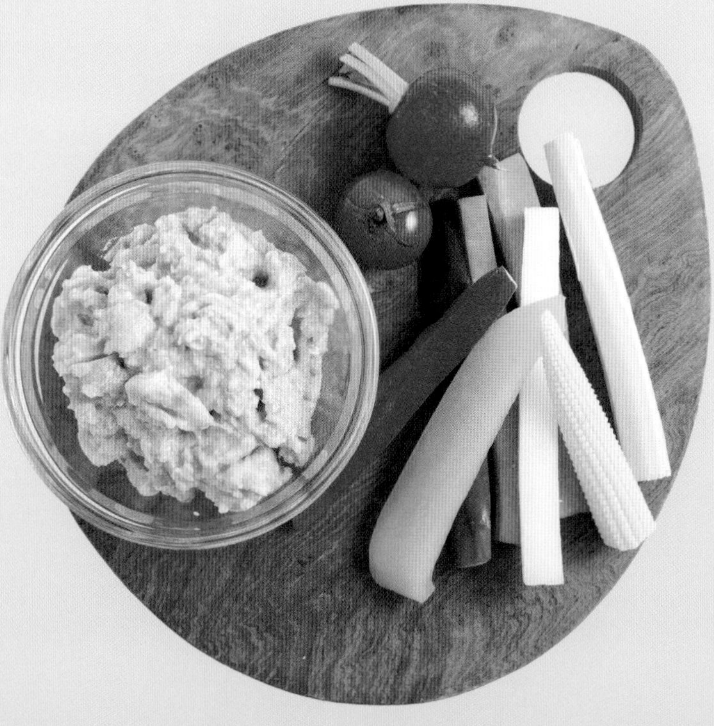

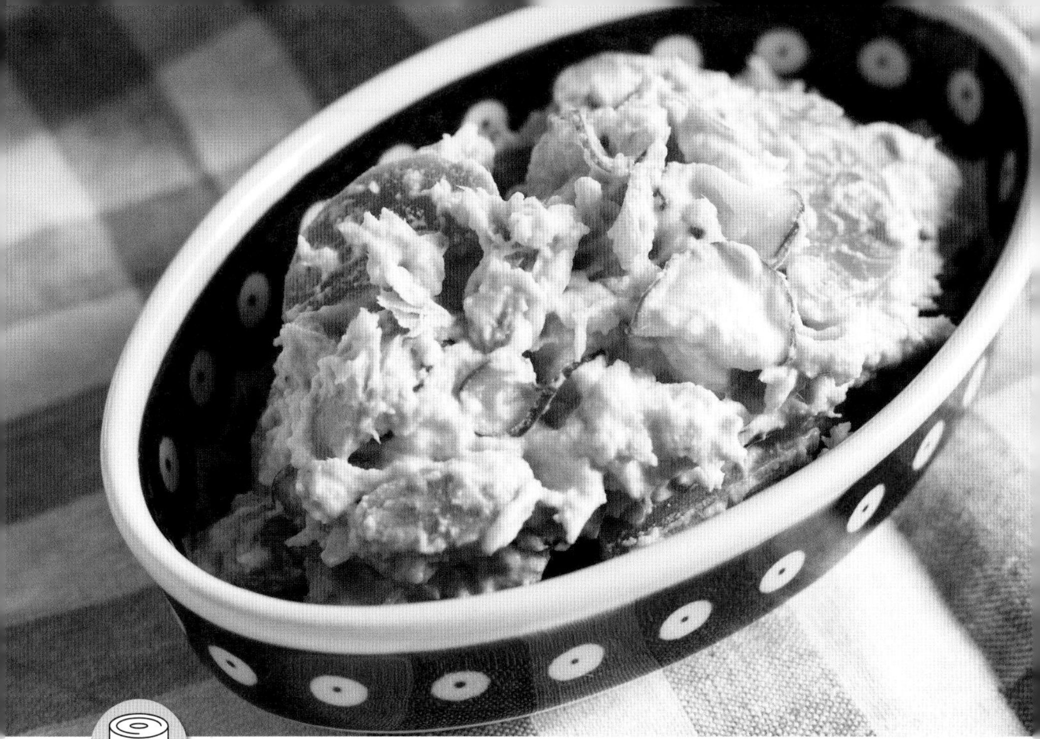

ツナ

カロリー	たんぱく質	糖質
337 kcal	14.2 g	6.1 g

便秘解消

美肌

血液サラサラ

おからパウダーは水分を
加えるとポテト風の食感に。
おいしく糖質オフ!

おからのポテトサラダ風

材料(2人分)

おからパウダー….20g
水….80ml
ツナ缶(水煮)….1缶(70g)
にんじん….1/2本
きゅうり….1/2本
マヨネーズ….大さじ2~3
塩・こしょう….各少々

1 おからパウダーを水で戻す。にんじんは薄い半月切りにして、さっとゆでる。

2 きゅうりは薄い小口切りにし、塩少々(分量外)をもみ込んで少しおき、水気をよく絞る。

3 ボウルに1、2、汁気をきったツナ缶、マヨネーズを入れて混ぜ合わせ、塩・こしょうで味をととのえる。

ホタテ貝柱

カロリー	たんぱく質	糖質
130 kcal	3.3 g	3.1 g

缶汁ごと使ってホタテの風味をまとわせて。
シャキシャキの大根が美味

ホタテ缶と大根のサラダ

材料（2人分）

ホタテ貝柱缶（水煮）
……1缶（固形量30g、内容量70g）
大根……4cm
かいわれ大根……1パック
Ⓐ プレーンヨーグルト……大さじ1
マヨネーズ……大さじ2
塩・こしょう……少々

1 大根は4cm長さの細切りにし、塩適量（分量外）をもみ込み、しんなりしたら水気を絞る。かいわれ大根は半分の長さに切る。

2 ボウルにⒶを入れて混ぜ、1とホタテ貝柱、缶汁大さじ1を加えてあえる。

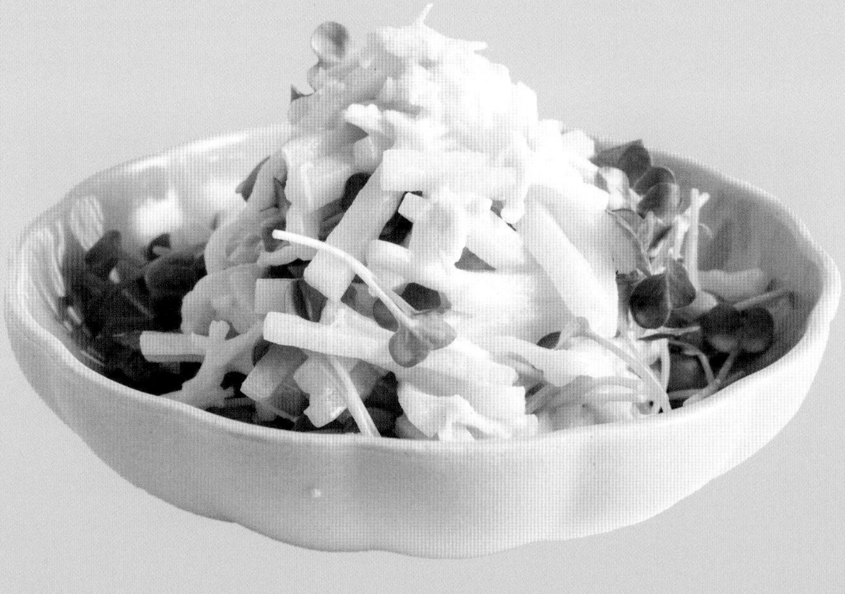

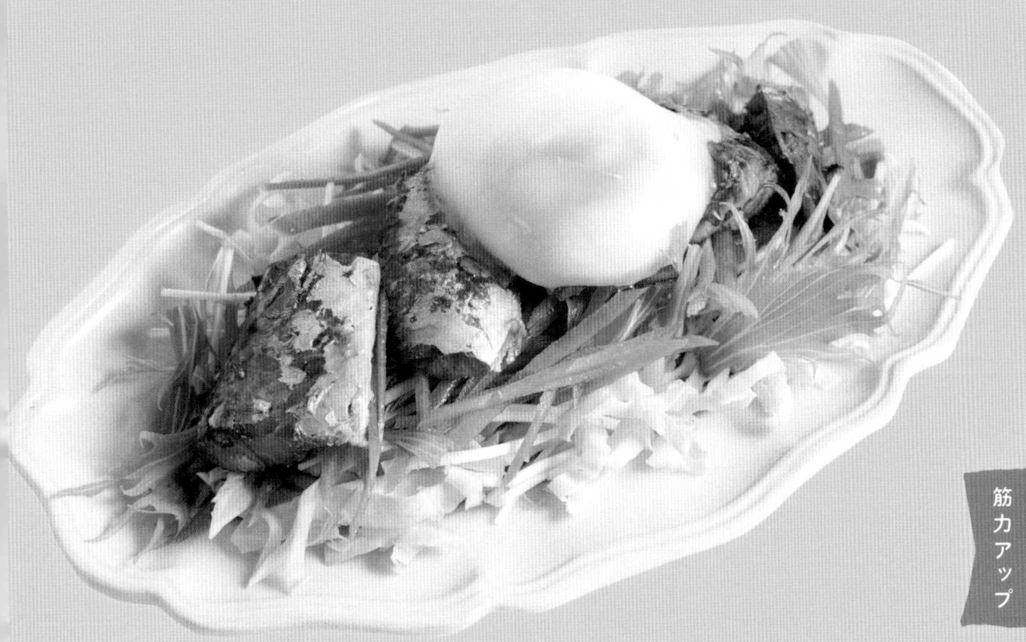

さば

カロリー	たんぱく質	糖質
229 kcal	20.2 g	2.4 g

さばと温泉卵でボリューム感のあるサラダ。
香ばしいごま油が食欲をそそる

さば缶の ごまポン酢サラダ

材料（2人分）

さば缶（水煮）…… 1個（190g）
キャベツ …… 1～2枚
にんじん …… 1/4本
水菜 …… 1株
温泉卵（市販）…… 1個
ポン酢・ごま油 …… 各少々

1 キャベツとにんじんはせん切りにする。水菜はざく切りにする。

2 器に1を盛り、軽くほぐしたさばの身、温泉卵をのせ、ポン酢、ごま油をまわしかける。

ツナ

カロリー	たんぱく質	糖質
131 kcal	12.8 g	1.2 g

ツナとキムチで味が決まるから、
最小限の調味料で大満足の一品に！

ツナと豆腐のピリ辛サラダ

材料（2人分）

- 木綿豆腐 …… 1丁（300g）
- ツナ缶（水煮）…… 1/2缶（35g）
- 白菜キムチ …… 50g
- 乾燥わかめ …… 3g
- 鶏ガラスープの素 …… 小さじ1/2

1 豆腐は一口大に切る。乾燥わかめは水で戻して水気を絞る。

2 ボウルに汁気をきったツナ缶、キムチ、わかめ、鶏ガラスープの素を入れて混ぜ合わせ、豆腐を加えて軽くあえる。

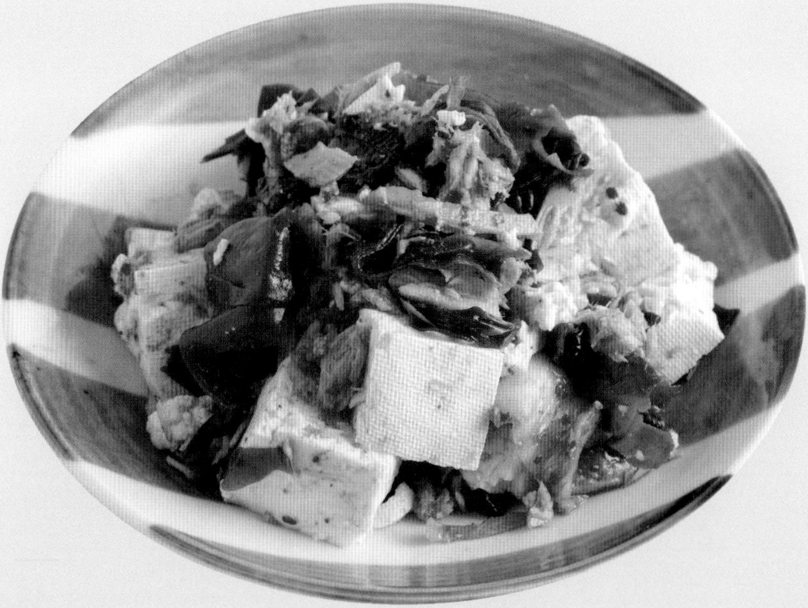

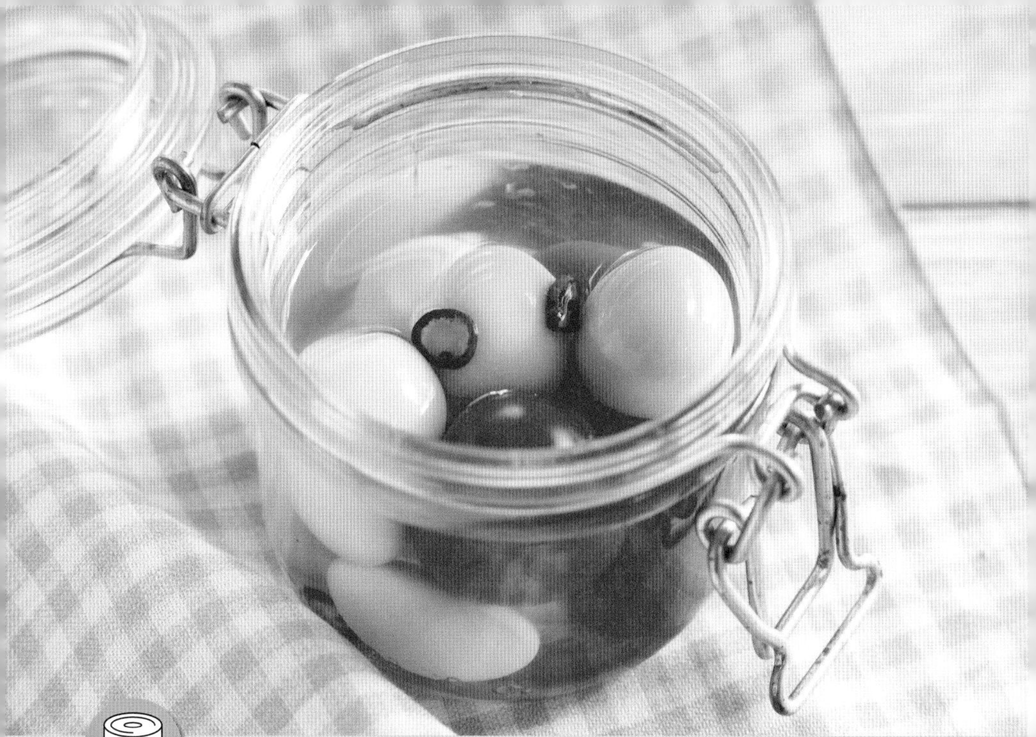

うずら

カロリー	たんぱく質	糖質
49 kcal	2.4 g	2.9 g

混ぜて漬けるだけの
簡単ピクルス。酸味が
箸休めにちょうどよく、お弁当にもぴったり

うずらのピクルス

材料（2人分）

うずら卵缶（水煮）…・1缶（45g）
ミニトマト …・6個
Ⓐ 水 …・50ml
酢 …・100ml
エリスリトール …・大さじ2
赤唐辛子（輪切り）…・適量

1 うずら卵はさっと洗って水気をふき、ミニトマトはヘタを取る。

2 煮沸消毒した瓶などに1とⒶを入れ、半日以上漬ける。

＊冷蔵庫で4〜5日保存可。

さば

カロリー	たんぱく質	糖質
296 kcal	24.5 g	3.9 g

暑い日に食べたいさっぱりとした一皿。
さばの缶汁がいいだしになる

さば缶の冷や汁

材料（2人分）

さば缶（水煮）……1缶（190g）
きゅうり……1本
木綿豆腐……1/2丁（150g）
Ⓐ 味噌……大さじ2〜3
　白すりごま……大さじ2
　レモン汁……少々
冷水……200ml
青じそ……4枚
しょうが（すりおろし）……適量

1 きゅうりは薄い小口切りにし、塩ひとつまみ（分量外）をもみ込み、5分ほどおいて水気を絞る。豆腐はペーパータオルで包んで水気を取る。青じそはせん切りにする。

2 ボウルにさば缶を汁ごと入れ、Ⓐを加えて混ぜる。冷水を加えて混ぜ、きゅうり、一口大にちぎった豆腐を加える。

3 器に盛り、青じそ、しょうがをのせる。

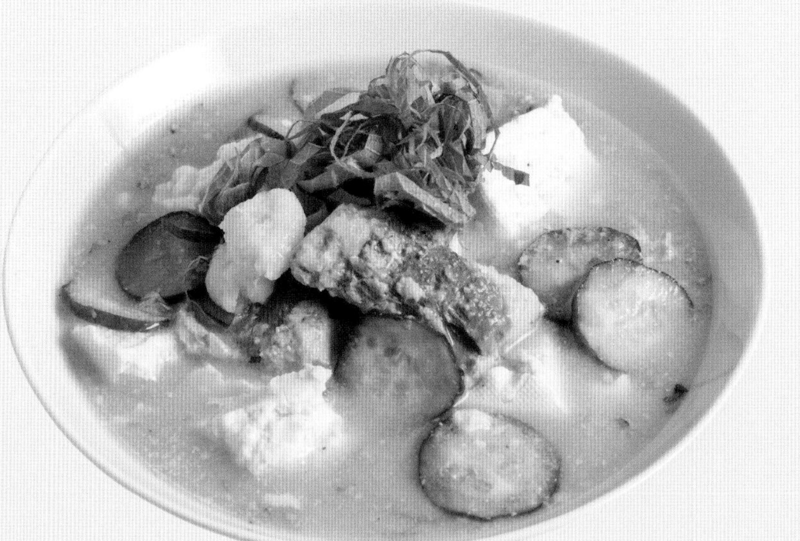

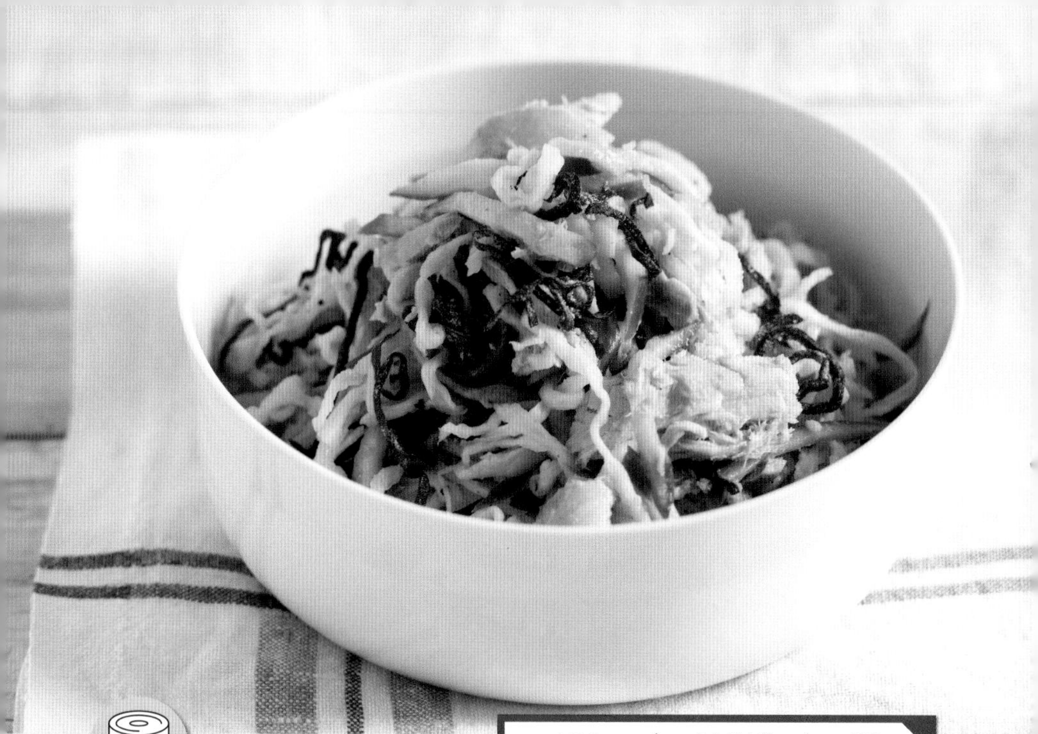

ツナ

カロリー	たんぱく質	糖質
157 kcal	7.3 g	1.1 g

切り干し大根、ツナ、塩昆布の相乗効果で、あとを引くおいしさ

切り干し大根とツナのサラダ

材料（2人分）

切り干し大根 …… 30g
ツナ缶（水煮）…… 1缶（70g）
きゅうり …… 1本
Ⓐ 塩昆布 …… 10g
ごま油 …… 大さじ1
鶏ガラスープの素・レモン汁 …… 各小さじ1
粗びき黒こしょう …… 適量
白すりごま …… 適量

1 切り干し大根はざるに入れ、流水でよくもみ洗いする。水気をきらず、そのまま10分ほどおいた後、水気を絞る。

2 きゅうりはせん切りにする。

3 ボウルに1、2、汁気をきったツナ缶、Ⓐを入れ、よく混ぜ合わせる。

＊冷蔵庫で2～3日保存可。

さば

カロリー	たんぱく質	糖質
337 kcal	27.7 g	1.4 g

ピリ辛のキムチと韓国のりの塩気がマッチして、
冷奴が韓国風おかずに変身!

さば缶とキムチの冷奴

材料（2人分）

木綿豆腐 …… 1丁（300g）
さば缶（水煮） …… 1缶（190g）
白菜キムチ …… 40g
Ⓐ 白いりごま・ごま油 …… 各小さじ2
韓国のり …… 4枚

1 豆腐はペーパータオルで包んで水気を取り、2等分に切る。

2 ボウルに軽く汁気をきったさば缶、キムチ、Ⓐを入れてさっくりあえる。

3 器に豆腐を盛って2をのせ、韓国のりをちぎってのせる。

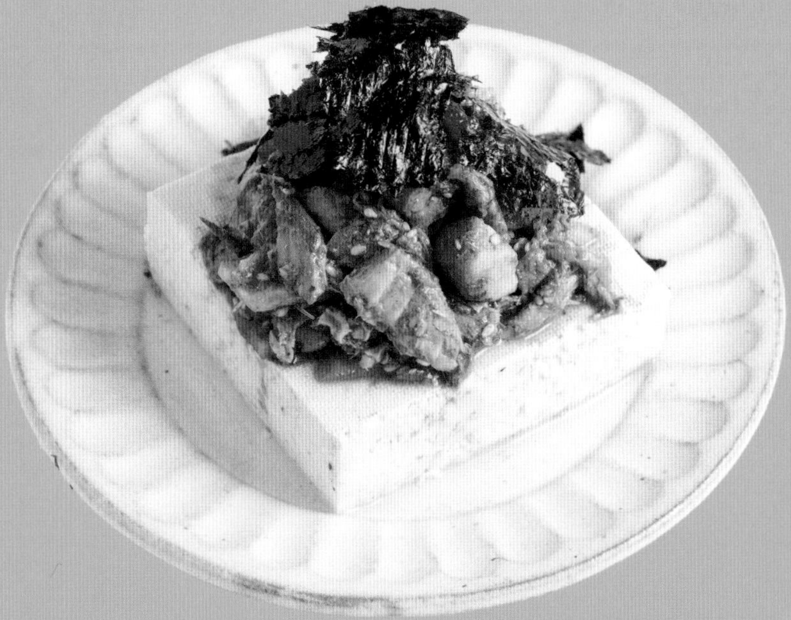

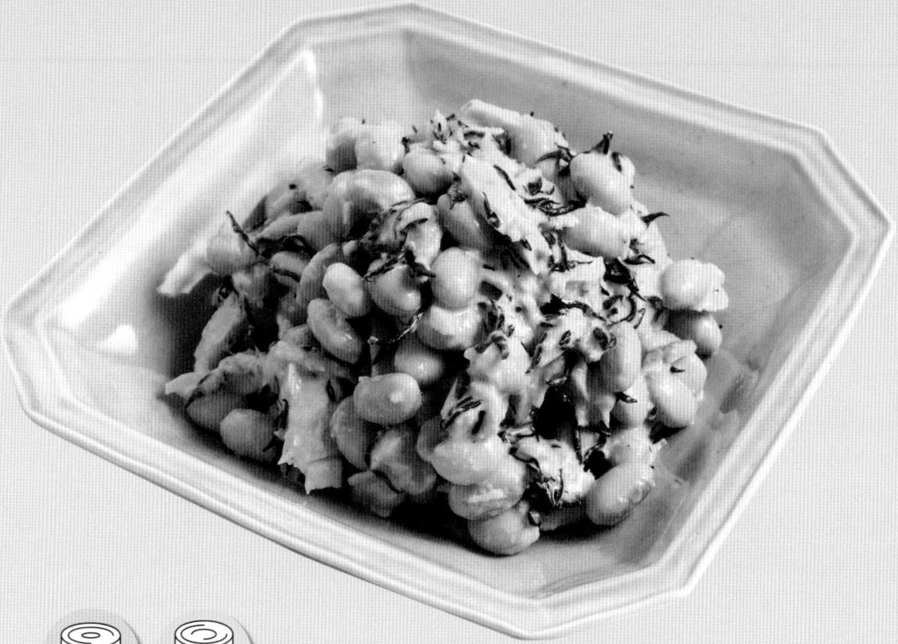

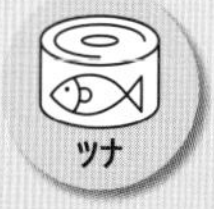

煮物でも定番のひじきと豆は、
サラダでも相性バツグン。
にんにくの風味が食欲をそそる

カロリー	たんぱく質	糖質
163 kcal	14.7 g	1.9 g

ツナとひじきと大豆のサラダ

材料（2人分）

ツナ缶（水煮）…… 1個（70g）
大豆缶（水煮）…… 1個（120g）
乾燥ひじき …… 3g
Ⓐ プレーンヨーグルト …… 大さじ2
味噌 …… 小さじ1
白すりごま …… 大さじ1
にんにく（すりおろし）…… 小さじ1/2

1 乾燥ひじきは水で戻し、水気をきる。

2 ボウルにⒶを入れて混ぜ、汁気をきったツナ缶と大豆缶、1を加えてあえる。

Column 1

やせにくい&リバウンドしやすいのは「基礎代謝」が低下しているから!

食べる量を減らしても、頑張って運動をしても、なぜかやせない……。そんなお悩みを抱えている方は多いのではないでしょうか。その理由の1つは、基礎代謝が低下しているから。基礎代謝とは、生きているだけで消費されるエネルギーのことで、10代後半をピークに、年齢を重ねるごとにどんどん低下していきます。

また、極端な食事制限をすると栄養不足になり、かえって代謝が低下する原因に。代謝が落ちるとやせにくく、太りやすくなり、一時的に体重が落ちても元の食事に戻したらあっという間にリバウンドしてしまいます。

ダイエット=運動のイメージが強いと思いますが、運動などの「生活活動代謝」は代謝全体の約2割しかなく、運動でのエネルギー消費量は意外と少ないんです。一方で、基礎代謝は代謝全体の7割も占めています。だから、ハードな運動をするよりも、栄養バランスのよい食事をして基礎代謝を上げる方がダイエットの近道なのです。

1日のエネルギー消費量の内訳

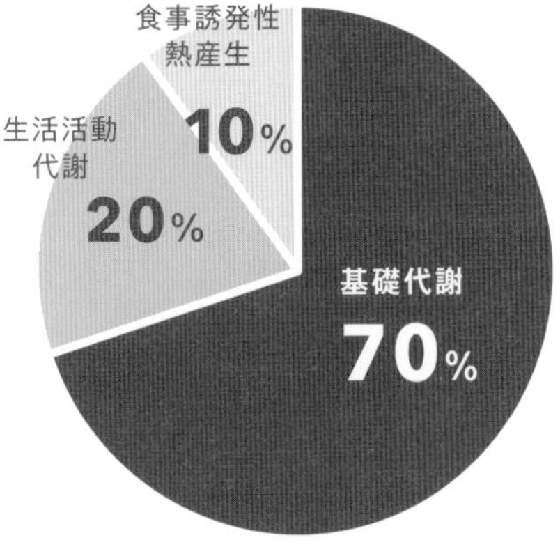

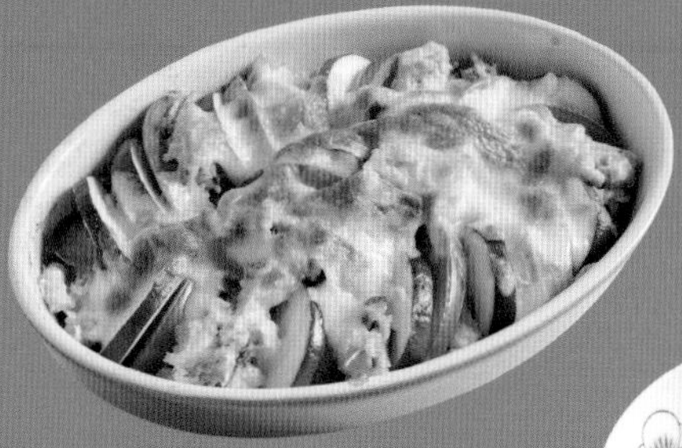

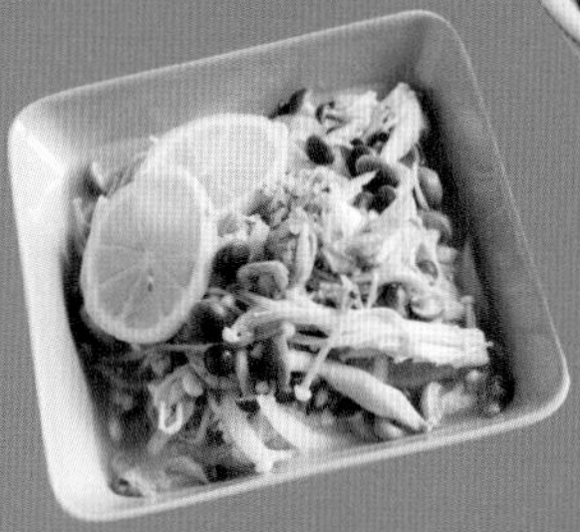

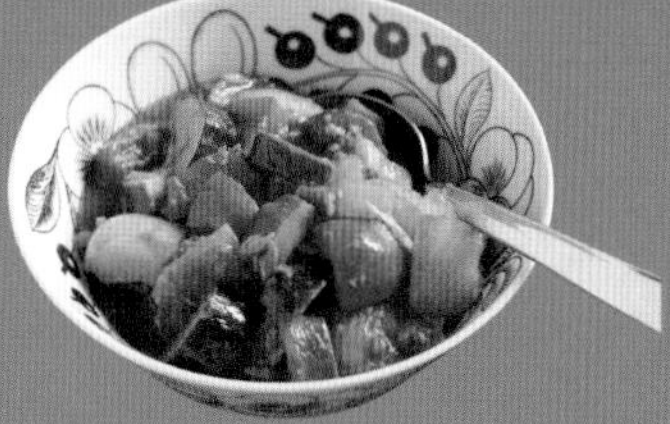

2

電子レンジ&
トースターでできる！
簡単レシピ

容器に材料を入れたら、調理は
電子レンジやトースターにおまかせ！
煮ものや蒸しものも簡単に作れて
素材のうまみや栄養を存分に味わえます。

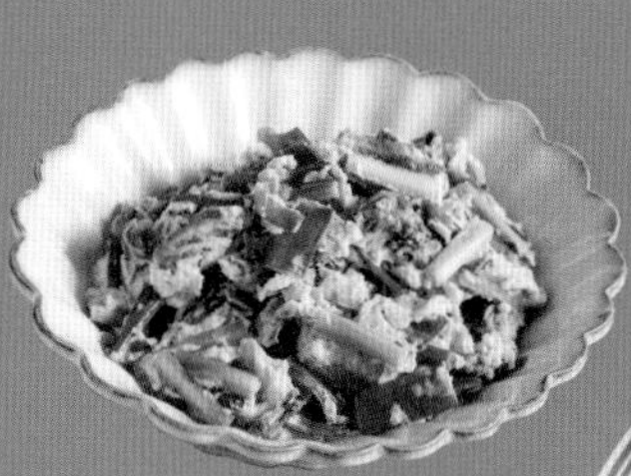

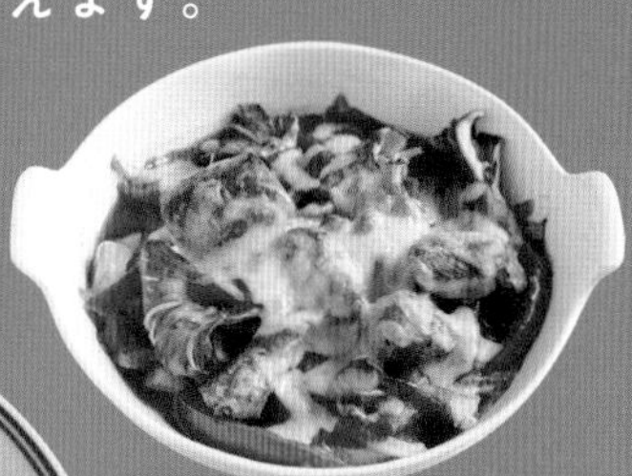

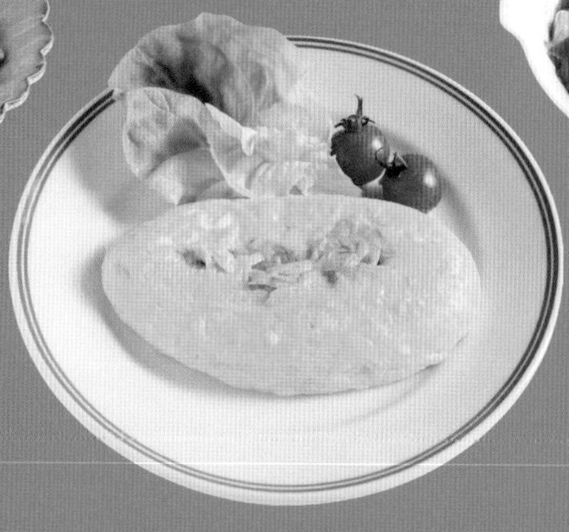

さけ

カロリー	たんぱく質	糖質
229 kcal	21.4 g	4.0 g

具材を並べてトースターで焼くだけ！
溶けたチーズがたまらない

さけ缶と夏野菜のチーズ焼き

材料（2人分）

さけ缶（水煮）…… 大1缶（180g）
トマト …… 1個
ズッキーニ …… 1/2本
ピザ用チーズ …… 40g
こしょう …… 少々

1 トマトはヘタを取り、5㎜幅の半月切りにする。ズッキーニは5㎜幅の輪切りにする。さけ缶は身を軽くほぐす。

2 耐熱容器にトマト、ズッキーニ、さけを交互に並べる。缶汁をかけ、ピザ用チーズをのせ、こしょうを振り、オーブントースターで10分焼く。

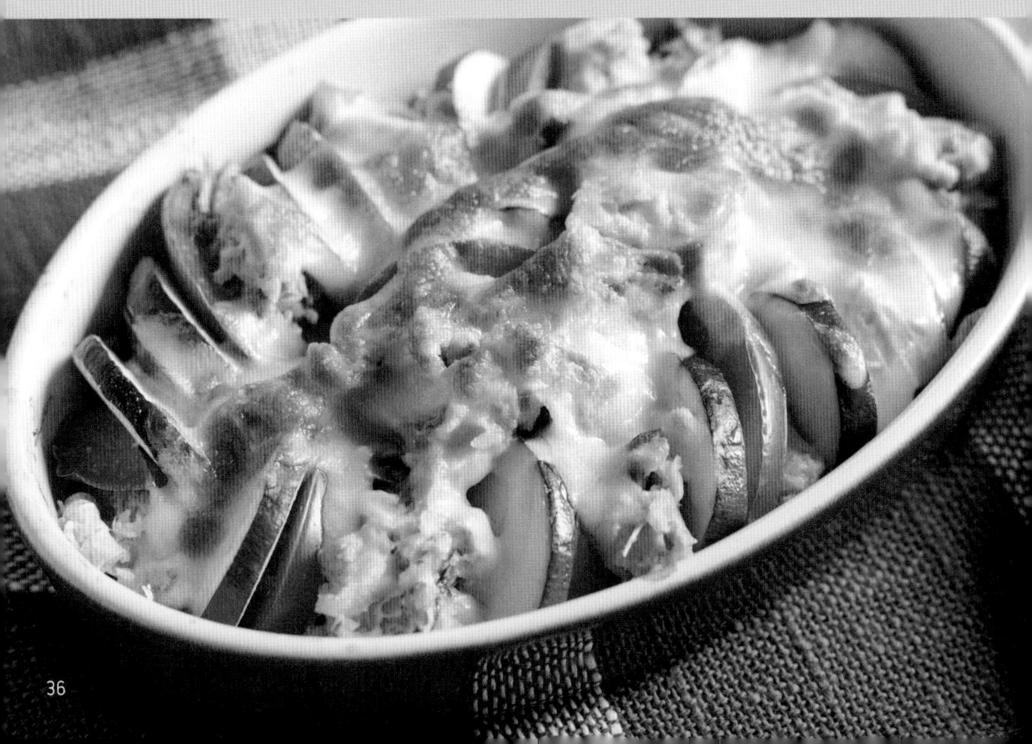

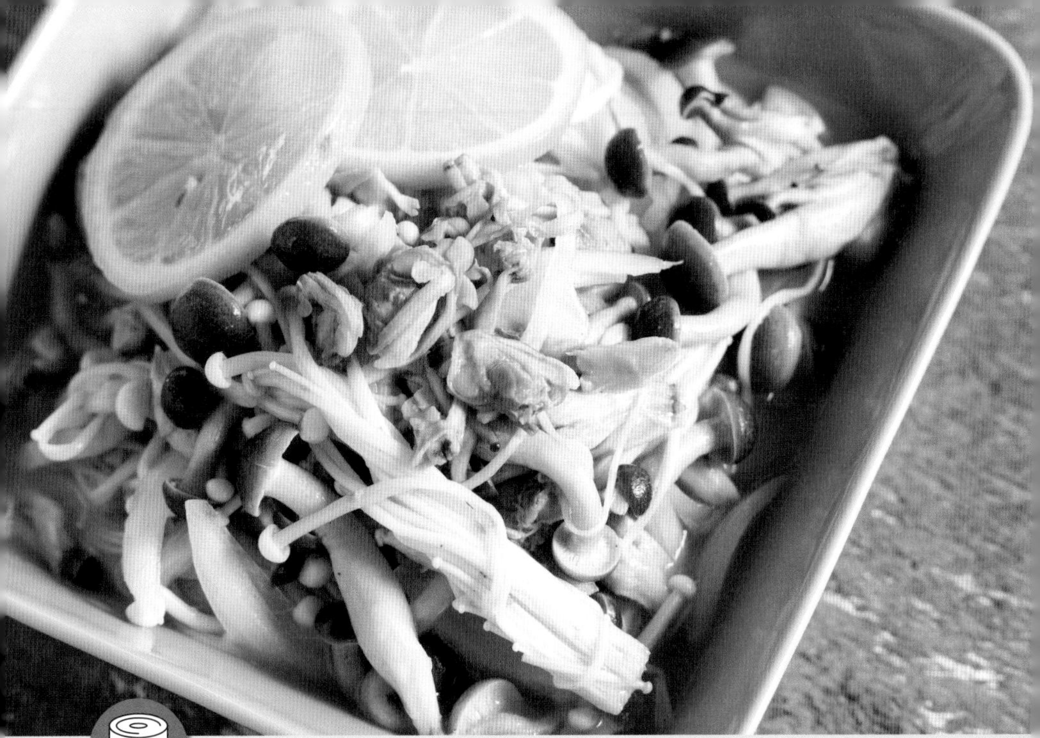

カロリー	たんぱく質	糖質
141 kcal	11.9 g	4.0 g

あさりときのこのうまみを存分に
味わって。レモンとバターで
風味とコクをプラス

あさりときのこの レモンバター蒸し

材料（2人分）

あさり缶（水煮）…. 1缶（130g）
えのき …. 1株（100g）
しめじ …. 1パック（100g）
玉ねぎ …. 1/4個
レモン（輪切り）…. 2枚
塩・こしょう …. 各少々
バター …. 10g

1 えのきは根元を切り落とし、ほぐす。しめじは食べやすい大きさにほぐす。玉ねぎは薄切りにする。

2 耐熱容器に1を入れ、あさり缶を汁ごと加える。塩・こしょうを振り、バター、レモンをのせ、ラップをして電子レンジで3分加熱する。

さけ

カロリー	たんぱく質	糖質
340 kcal	25.9 g	19.3 g

さけ缶やきのこのうまみがおいしさのカギ

きのことさけの クリーミーオートミール

材料（1人分）

さけ中骨缶（水煮）…. 大1/2缶（70g）
好みのきのこ …. 50g
冷凍ブロッコリー …. 50g
オートミール …. 30g
温泉卵（市販）…. 1個
Ⓐ 水 …. 100ml
　 顆粒コンソメ …. 小さじ1/4
豆乳（無調整）…. 50ml
しょうゆ …. 小さじ1/2

1 きのこは食べやすい大きさに切り、ブロッコリーは解凍する。耐熱容器にオートミール、きのこ、Ⓐを入れてふんわりラップをし、電子レンジで2分加熱し、スプーンで混ぜる。

2 豆乳、さけ中骨缶（汁ごと）、ブロッコリー、しょうゆを加えて混ぜたら、再びラップをして1分30秒加熱する。

3 器に2を盛り、温泉卵をのせ、好みでこしょうを振る。

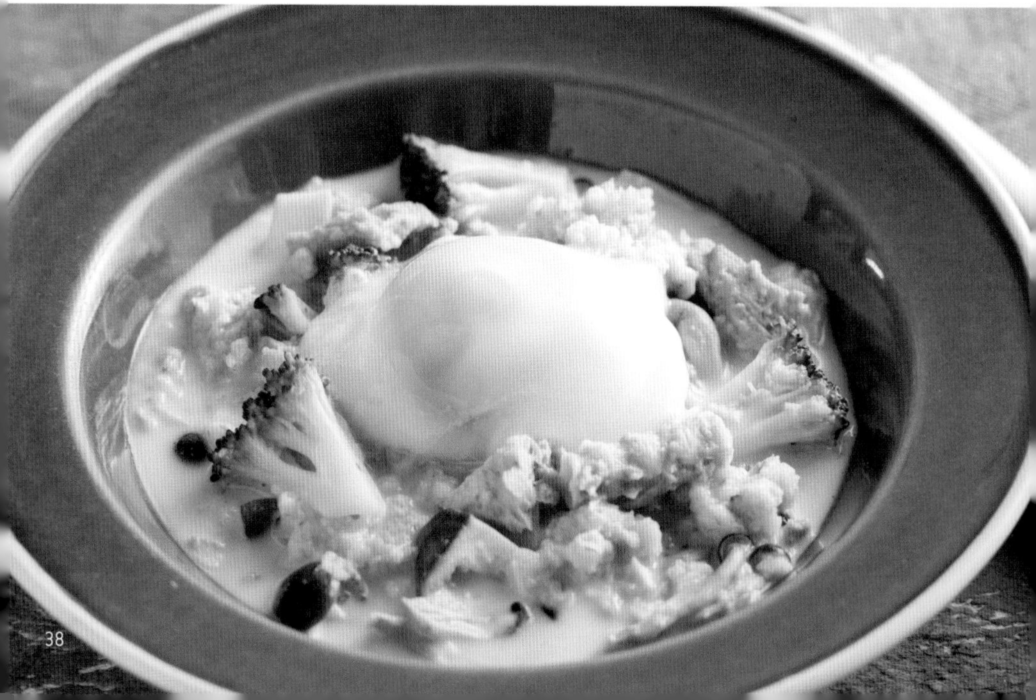

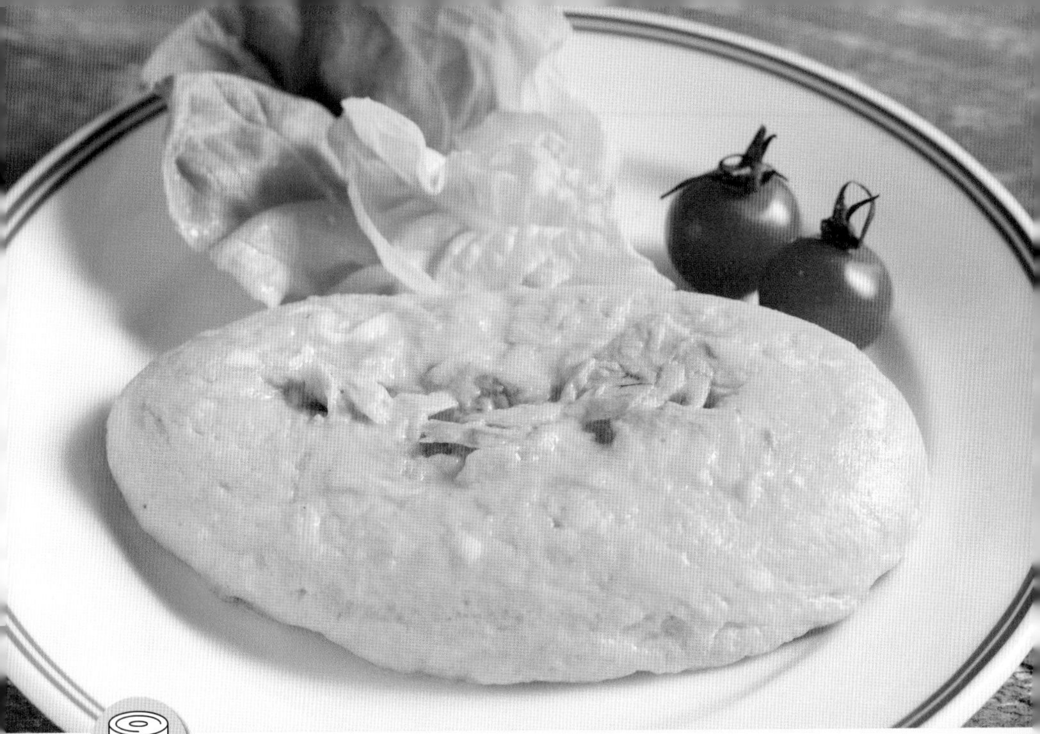

ツナ

カロリー	たんぱく質	糖質
158 kcal	15.0 g	0.4 g

オムレツは電子レンジで作れば
成形がラクにできます。
チーズとツナで満足度大！

ツナチーズオムレツ

材料（2人分）

卵 …. 3個
ツナ缶（水煮） …. 1缶（70g）
ピザ用チーズ …. 10g
塩・こしょう …. 各適量

1 ボウルに卵を割り入れ、ツナ缶、ピザ用チーズを加え、塩・こしょうを振り、混ぜ合わせる。

2 耐熱皿（丸皿や耐熱ボウルが形を作りやすい）にラップを敷き、1を流し入れる。ラップをかけずに電子レンジで4分30秒、卵が半熟状になるまで加熱する。

3 敷いていたラップで包むようにしてオムレツ状に形をととのえ、器に盛りつける。好みで野菜（分量外）を添える。

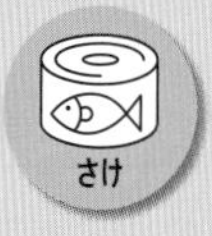

カロリー	たんぱく質	糖質
167 kcal	9.1 g	6.2 g

レモンの香りが広がるやさしい味わい。
抗酸化パワーで美肌効果も

さけ缶とキャベツのレモン蒸し

材料（2人分）

さけ缶（水煮）…… 1缶（90g）
キャベツ …… 1/6個
玉ねぎ …… 1/2個
Ⓐ レモン汁 …… 大さじ2
　 顆粒だし …… 小さじ1
　 オリーブ油 …… 大さじ1

1 キャベツは太めのせん切りにする。玉ねぎは薄切りにする。

2 耐熱容器に1とさけ缶を汁ごと入れ、Ⓐを加える。ふんわりラップをして電子レンジで4分ほど加熱する。好みでパセリのみじん切りを散らす。

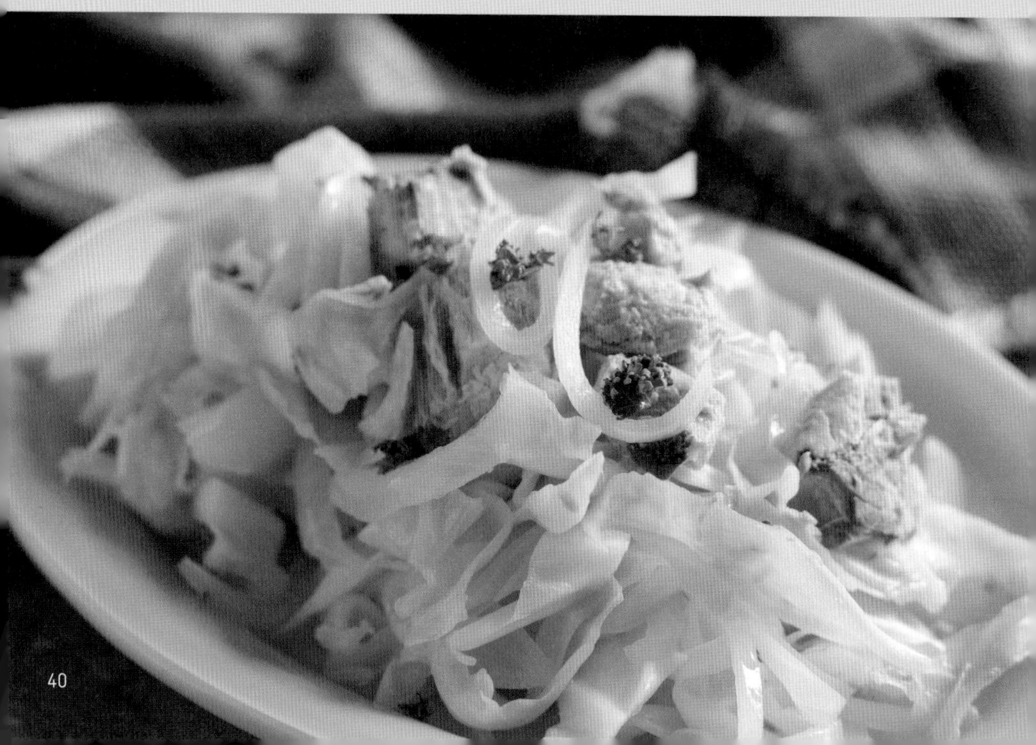

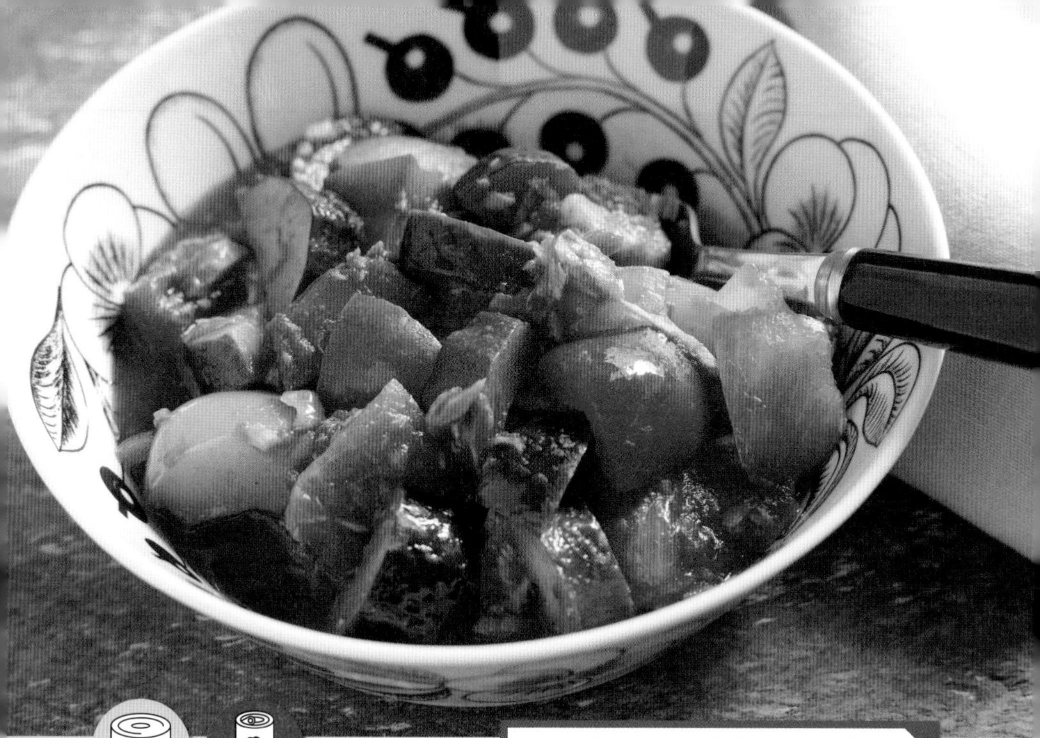

ツナ　トマト

カロリー	たんぱく質	糖質
130 kcal	6.8 g	10.1 g

アンチエイジング
美肌
血液サラサラ

トマト煮込みをレンジで手軽に。野菜がたっぷり食べられる

夏野菜とツナのラタトゥイユ

材料（2人分）

パプリカ（赤・黄）…. 各1/2個
なす …. 1/2本
ズッキーニ …. 1/2個
玉ねぎ …. 1/4個
ツナ缶（水煮）…. 1缶（70g）
カットトマト缶 …. 1/2缶（200g）
にんにく（すりおろし）…. 好みの量
オリーブ油 …. 小さじ2
顆粒コンソメ …. 小さじ2

1 パプリカとなすは乱切りにし、ズッキーニは1cm幅の半月切りにする。玉ねぎは薄切りにする。

2 耐熱容器に玉ねぎ、オリーブ油、にんにくを入れ、軽く混ぜる。ふんわりラップをして電子レンジで1分加熱する。

3 2にパプリカ、なす、ズッキーニ、ツナ缶を汁ごと、トマト缶、コンソメを加え、ラップをして5分加熱する。

4 軽く混ぜ、ラップをして5分加熱する。

さけ

カロリー	たんぱく質	糖質
141kcal	9.2g	5.3g

アルミホイルで包めば、素材のうまみが凝縮。
溶けたバターの香りが幸せ

さけのホイル焼き

材料（2人分）

さけ缶（水煮）……1缶（90g）
キャベツ……1枚
にんじん……5cm
玉ねぎ……1/4個
好みのきのこ……50g
ミニトマト……4個
塩・こしょう……各適量
バター……10g

1 キャベツとにんじんは太めのせん切りにし、玉ねぎは薄切りにする。きのこは食べやすい大きさに切る。

2 アルミホイルを大きめに広げ、1と汁気をきったさけ缶をのせる。塩・こしょうを振り、ヘタを取ったミニトマト、バターをのせ、アルミホイルをしっかり閉じて包む。

3 オーブントースターで15分ほど焼く。

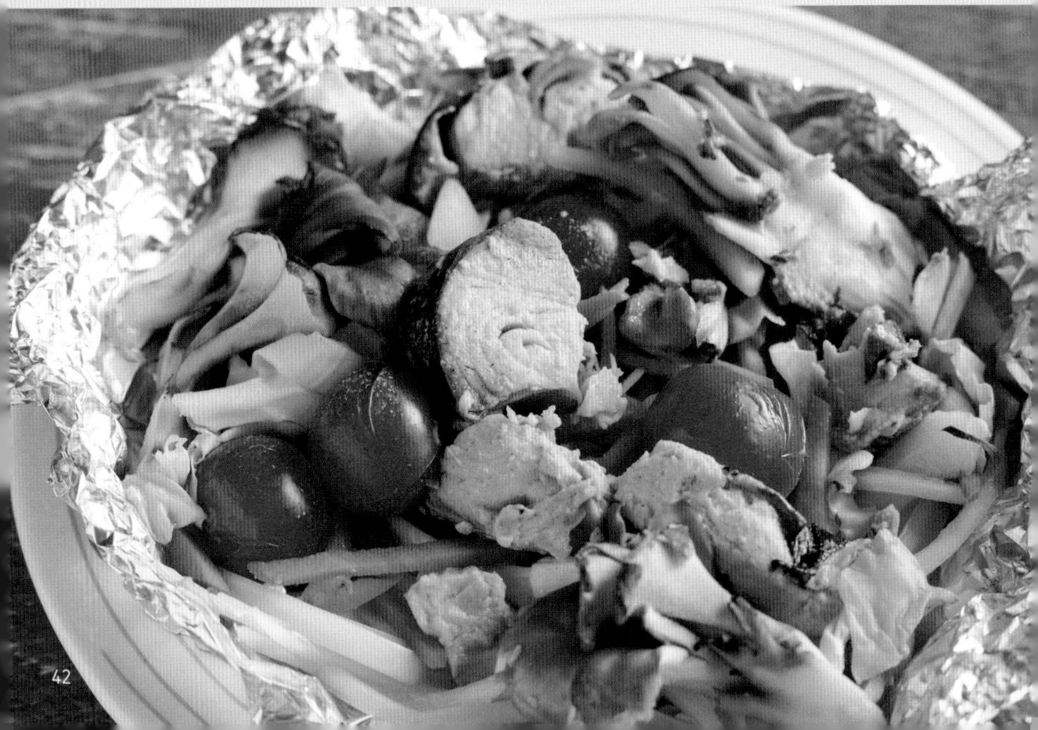

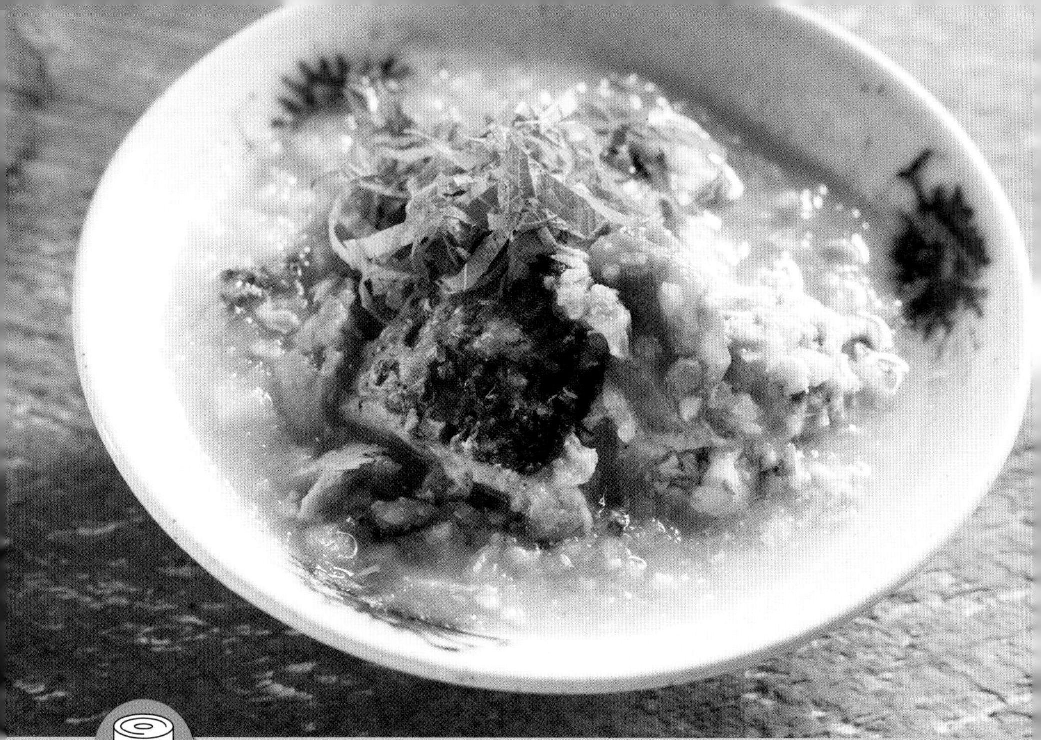

さば

カロリー	たんぱく質	糖質
194 kcal	16.1 g	4.7 g

梅と大根おろしで和の煮物に。
缶詰なら短時間で味がしみ込む

さば缶の梅おろし煮

材料（2人分）

さば缶（水煮）…・1缶（190g）
大根…・4cm
梅干し…・1個
青じそ…・2枚
Ⓐ 顆粒だし…・小さじ1/2
　みりん…・大さじ1
　しょうゆ…・小さじ1

1 大根はすりおろす。梅干しは種を取り除き、小さくちぎる。青じそはせん切りにする。

2 耐熱ボウルに1の大根と梅干し、さば缶を汁ごと入れ、Ⓐを加えて混ぜる。ふんわりラップをし、電子レンジで4分加熱する。

3 器に盛り、青じそをのせる。

さば

カロリー	たんぱく質	糖質
179 kcal	17.6 g	1.4 g

レンジでもやしを食感よく加熱。
さば缶とキムチであえるだけで完成！

もやしのさばキムチあえ

材料（2人分）

- もやし…1袋
- さば缶（水煮）…1缶（190g）
- 白菜キムチ…50g
- しょうゆ…適量

1 もやしは耐熱容器に入れてふんわりラップをし、電子レンジで2分ほど加熱し、水気をきる。

2 1にほぐしたさば缶を汁ごと加え、キムチ、しょうゆも加えて混ぜる。

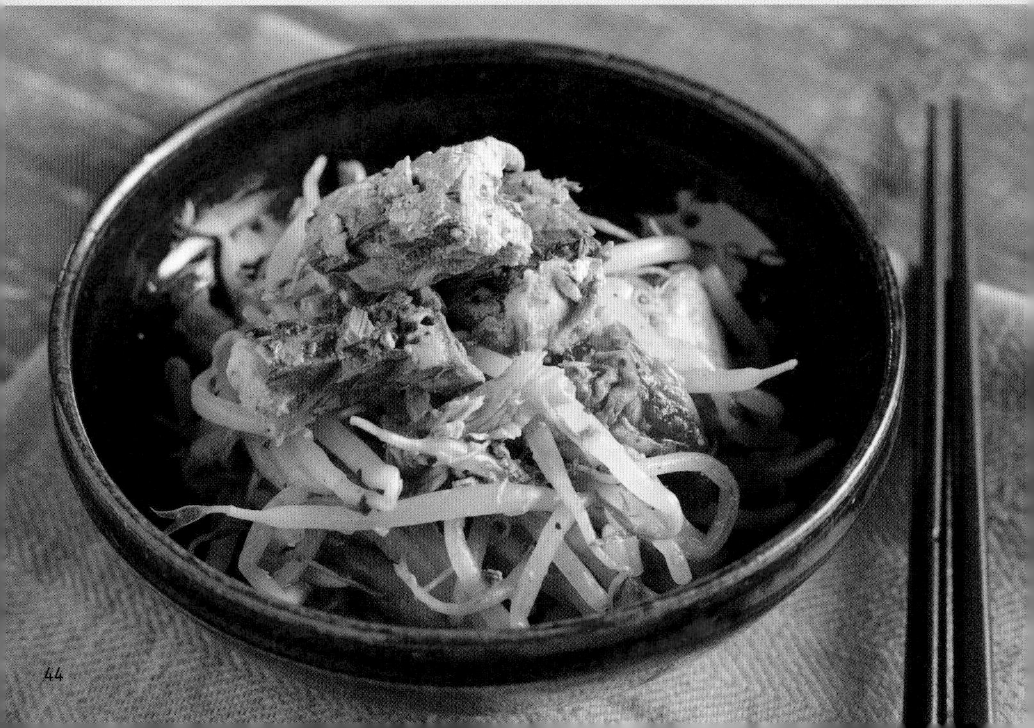

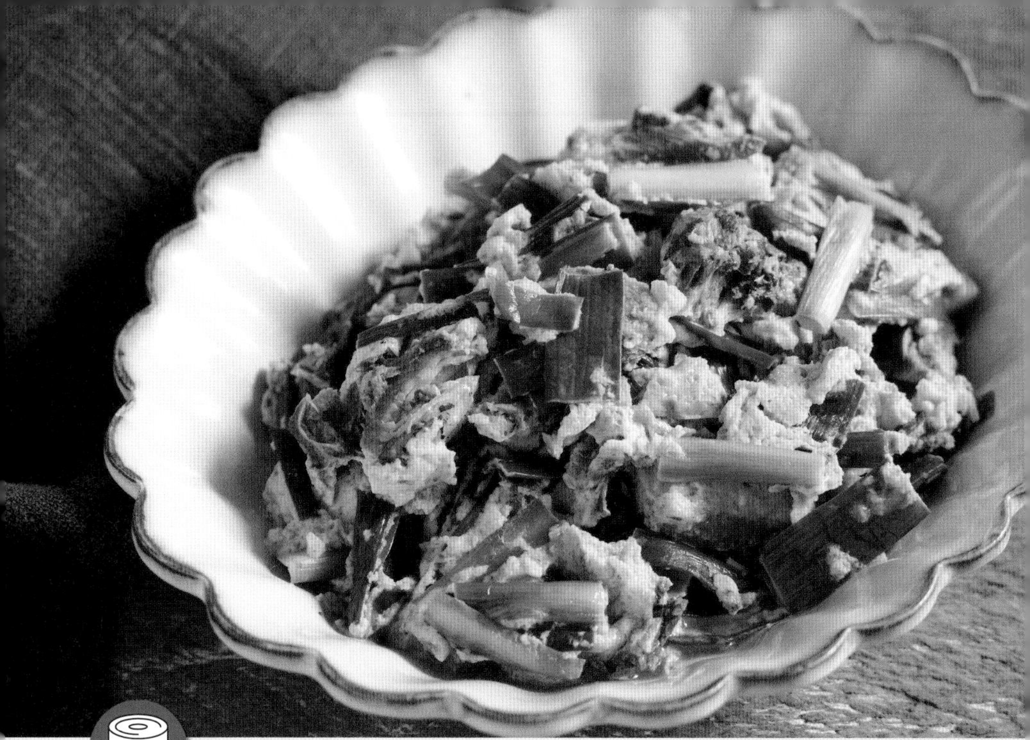

いわし

カロリー	たんぱく質	糖質
235 kcal	19.0 g	0.6 g

卵とじもレンジなら失敗なし！
疲れに効くニラと卵で
スタミナもアップ

いわし缶とニラの卵とじ

材料（2人分）

いわし缶（水煮）…… 1缶（145g）
ニラ …… 1/2束
Ⓐ 溶き卵 …… 2個分
　 顆粒だし …… 小さじ1
　 ごま油 …… 大さじ1/2

1 ニラは3cm長さに切る。

2 ボウルにいわし缶を汁ごと入れ、軽くほぐす。1とⒶを加えて混ぜ合わせる。

3 耐熱容器に2を入れてふんわりラップをし、電子レンジで3〜4分加熱する。

いわし

カロリー	たんぱく質	糖質
218 kcal	16.5 g	9.5 g

いわし缶を洋風にアレンジ!
濃縮されたトマトの酸味とチーズが相性◎

いわしのチーズ焼き

材料(2人分)

いわし缶(水煮)…1缶(145g)
玉ねぎ…1/2個
パプリカ…1/4個
まいたけ…適量
有機トマトピューレ…1パック(200g)
塩・こしょう…各少々
ピザ用チーズ…適量

1 玉ねぎは薄切りにし、パプリカは食べやすく切る。まいたけは一口大にほぐす。

2 耐熱皿に1を入れ、汁気をきったいわし缶をのせる。トマトピューレ、塩・こしょう、ピザ用チーズをかけ、オーブントースターで6分ほど焼く。

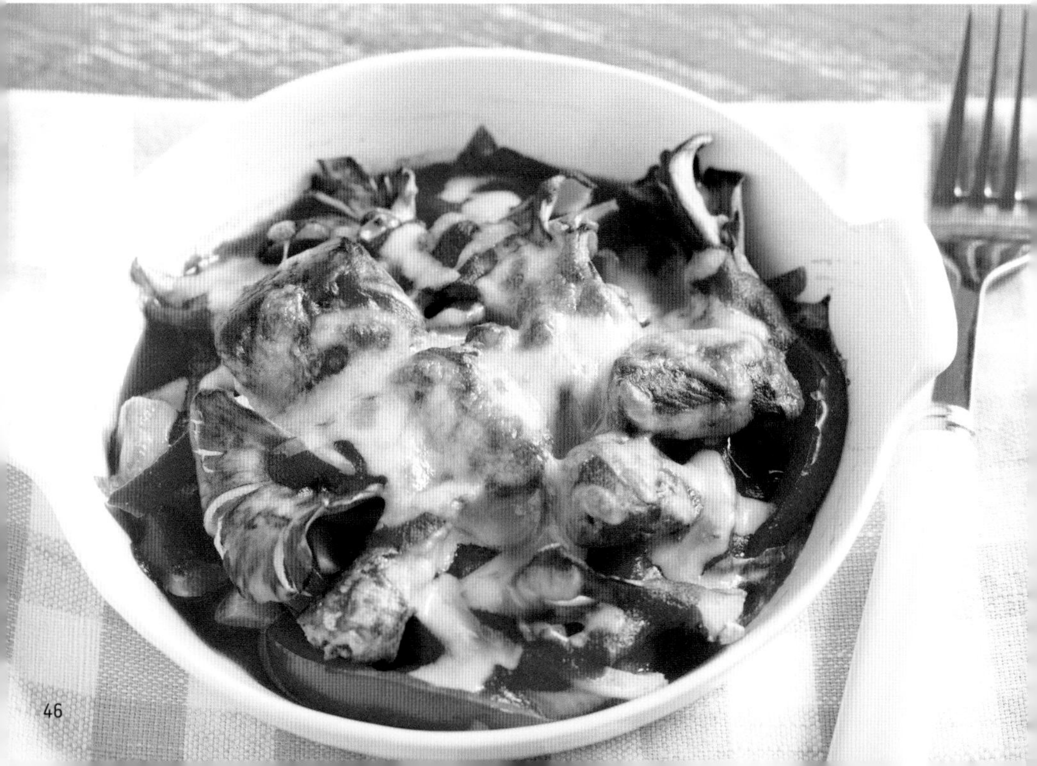

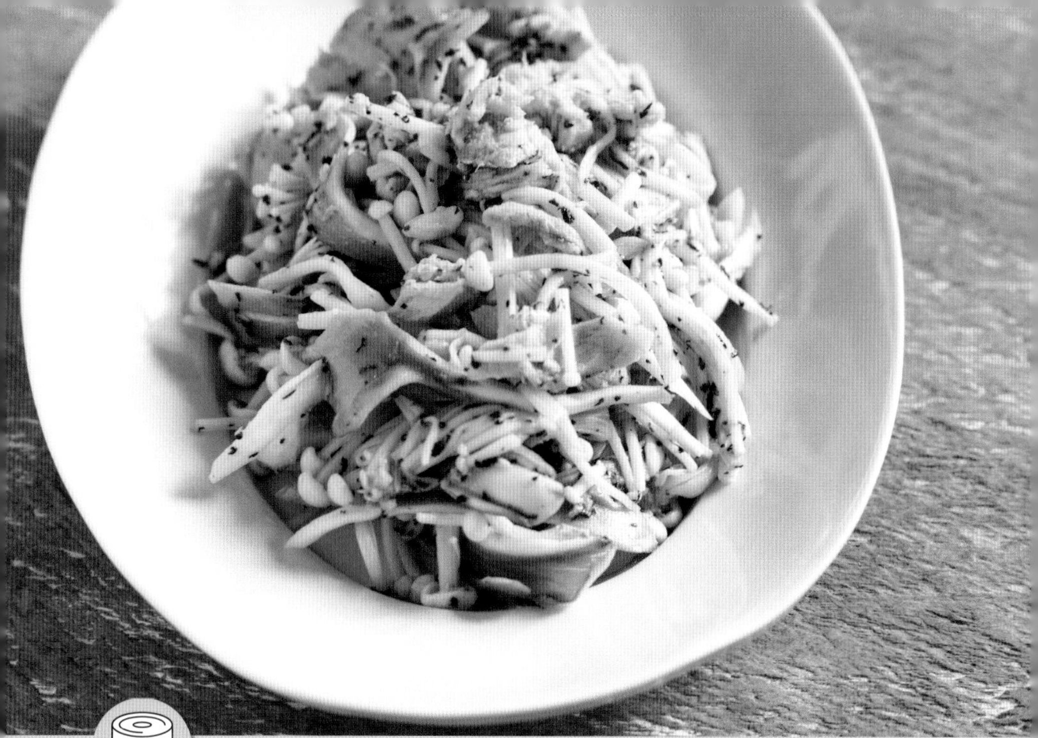

ツナ

カロリー	たんぱく質	糖質
87 kcal	5.8 g	0.6 g

ゆかりの酸味で箸が進む1皿。
きのこは2種類使うと
食感の変化が楽しい

きのことツナのゆかりあえ

材料（2人分）

まいたけ …… 1パック
えのき …… 1株
ツナ缶（水煮）…… 1缶（70g）
バター …… 10g
赤しそふりかけ …… 小さじ1と1/2

1 まいたけは一口大にほぐし、えのきは根元を切り落として長さを半分に切る。

2 耐熱容器に1と汁気をきったツナ缶、バターを入れ、ふんわりラップをして電子レンジで2分加熱する。

3 2に赤しそふりかけを加えてあえる。

むくみ解消
便秘解消
アンチエイジング

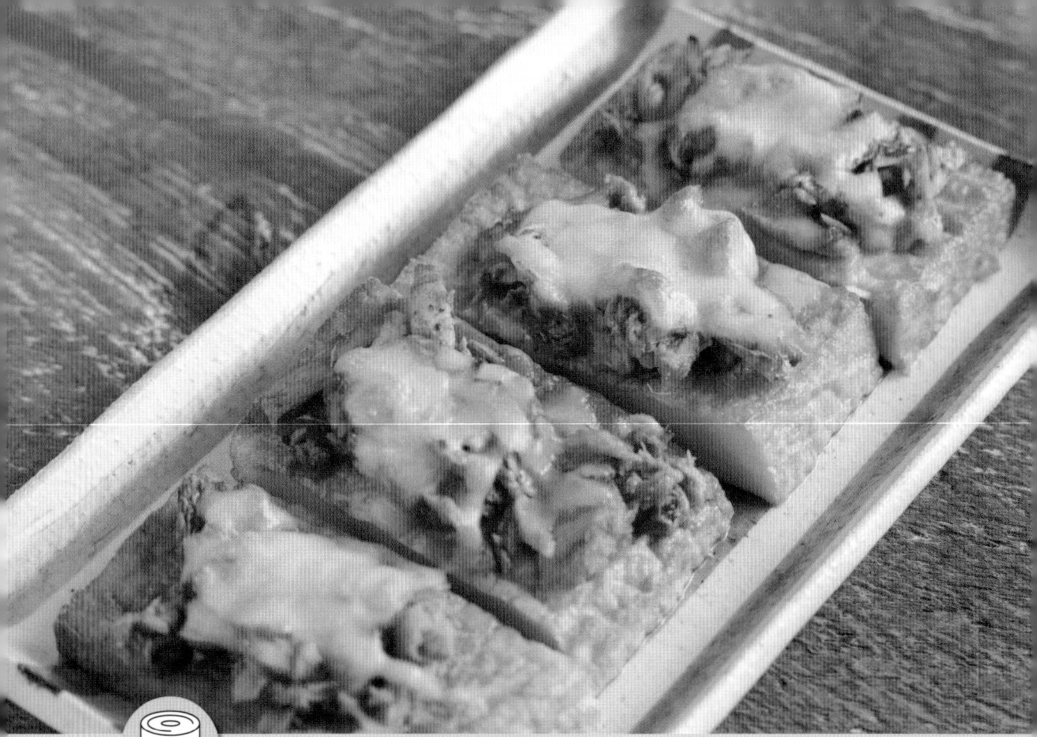

ツナ

アンチエイジング

便秘解消

冷え解消

カロリー	たんぱく質	糖質
192 kcal	15.4 g	1.2 g

厚揚げの上にキムチやツナ、
チーズをトッピング。
おつまみにもぴったりの1品

厚揚げチーズのつまみ焼き

材料（2人分）

厚揚げ …… 2個
ツナ缶（水煮）…… 1缶（70g）
白菜キムチ・ピザ用チーズ …… 各適量

1 厚揚げは幅半分に切り、厚さも半分にして1個を4枚にする。

2 1にキムチ、汁気をきったツナ缶、ピザ用チーズを均等にのせ、オーブントースターで6分ほど焼く。

Column 2

缶詰の種類とうれしい効果

**この本のレシピで使用している缶詰と栄養について紹介します。
ダイエットだけではなく、健康や美容にもうれしい効果がたくさん。**

さば缶

EPAやDHAが豊富で、やせホルモン「GLP-1」の分泌を促進！

たんぱく質やEPA、DHAといったオメガ3脂肪酸が豊富。血液の流れをスムーズにし、代謝を上げ、脂肪の蓄積を抑制。やせホルモンと呼ばれるGLP-1の分泌も促進します(P106)。

ツナ缶

良質なたんぱく質がたっぷり！ 使いやすさNo.1の万能選手

原材料のマグロやカツオは良質なたんぱく質が豊富でEPAやDHAも含まれています。鉄分も多く、貧血予防にもgood。ダイエットには、オイル漬けではなく水煮がおすすめです。

いわし缶

カルシウムやビタミンDが豊富！アンチエイジングにも

高たんぱく・低糖質で、さばと同様にEPAやDHAが豊富。カルシウムやビタミンDも多いので骨の強化にも。いわしに含まれるペプチドはアンチエイジングや血圧の安定にも作用します。

さけ缶

EPAやDHA、カルシウムが豊富！アスタキサンチンで老化防止も

たんぱく質やEPA、DHA、カルシウム、ビタミンDのほか、抗酸化作用があるアスタキサンチンを含み、目や脳の健康、老化防止にも。カルシウムがより多くとれる中骨缶も◎。

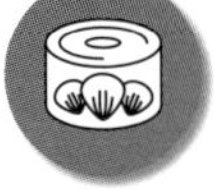

あさり缶

鉄分が豊富で
貧血予防にも効果的！
疲労回復、むくみ改善にも

貧血予防によい鉄分やビタミンB_{12}が豊富。貧血だと体に栄養が行き渡らず、ダイエットが進みにくくなることもあります。タウリンで疲労回復、カリウムでむくみ改善の効果も。

ホタテ貝柱缶

低カロリーで良質な
たんぱく質を摂取！
缶汁までうまみたっぷり

低カロリーで、良質なたんぱく質がとれます。貧血を予防するビタミンB_{12}のほか、タウリンも含まれているので高血圧予防や疲労回復にも◎。缶汁もうまみたっぷりでだし代わりに。

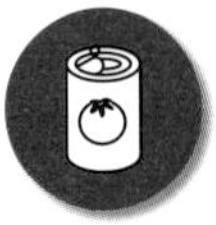

トマト缶

リコピンで若々しい体と
美肌をキープ！
食物繊維も豊富

トマトは抗酸化作用が高いリコピンやβ-カロテンが豊富で、健康的な血管や細胞を保ち、美肌にも効果的。腸内環境を整える食物繊維、高血圧予防やむくみ改善によいカリウムもとれます。

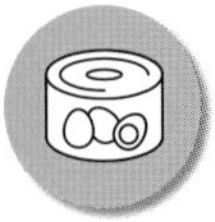

うずら卵缶

小さくても栄養満点！
ゆでる手間がなく、
使い勝手バツグン

「完全栄養食品」と言われる鶏卵と同じくらい栄養豊富で、鉄分はうずら卵の方が約2倍多い。代謝アップ、貧血予防、アンチエイジングに効果的。サラダやスープなどのちょい足しに。

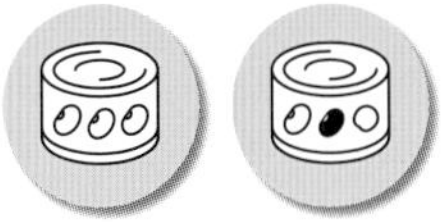

大豆缶・
ミックスビーンズ缶

良質なたんぱく質が豊富！
ちょい足しで満足感アップ

大豆は良質なたんぱく質や女性ホルモンと似た働きをするイソフラボンが豊富で、肌や髪に潤いをプラス。ミックスビーンズ缶に含まれる赤いんげん豆、ひよこ豆は食物繊維も豊富で噛みごたえも◎。

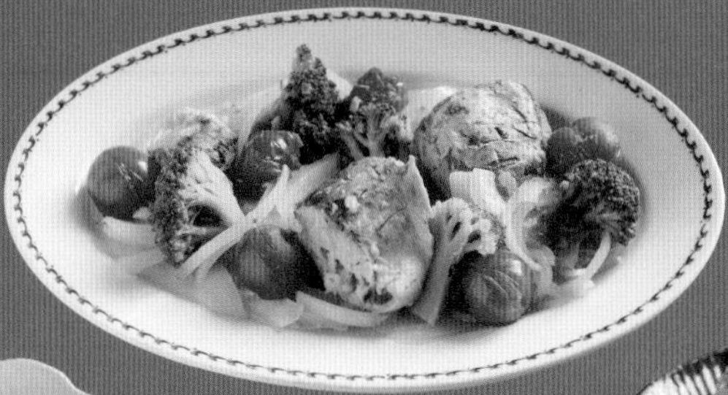

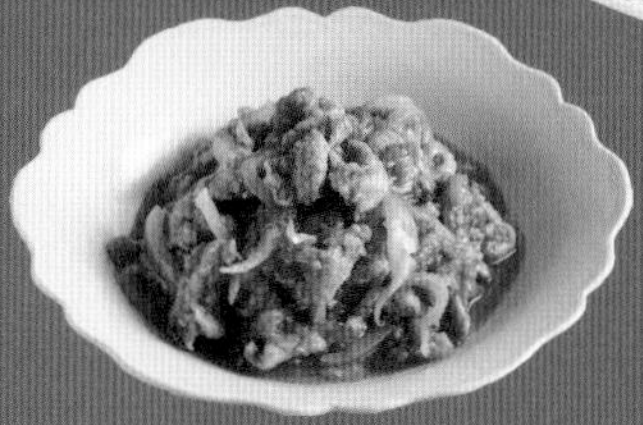

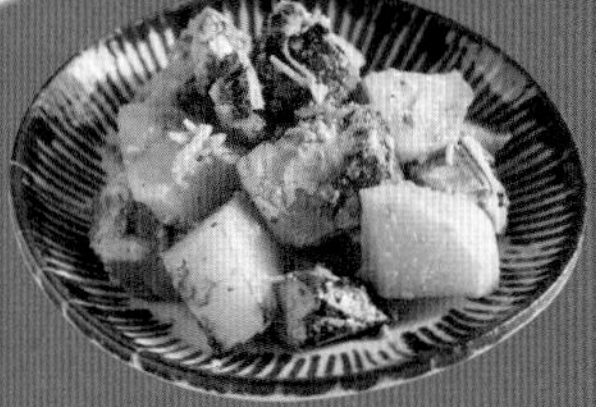

3

フライパンでお手軽！

煮込み＆焼きもの

フライパン1つで作れる、煮込みや蒸しもの、
焼きものを紹介します。
うまみが凝縮した缶詰の力で短時間で
おいしく仕上がります。

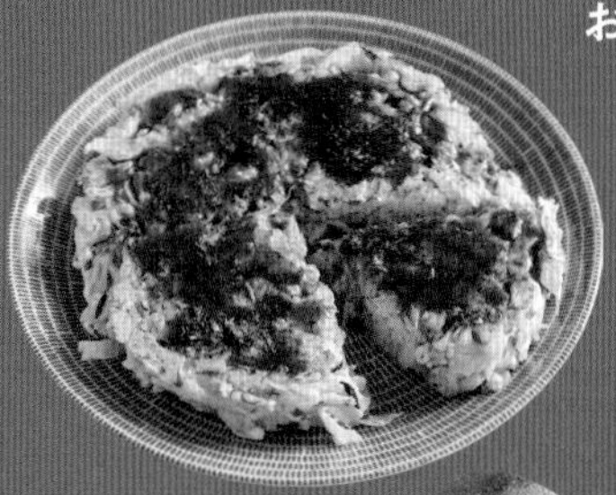

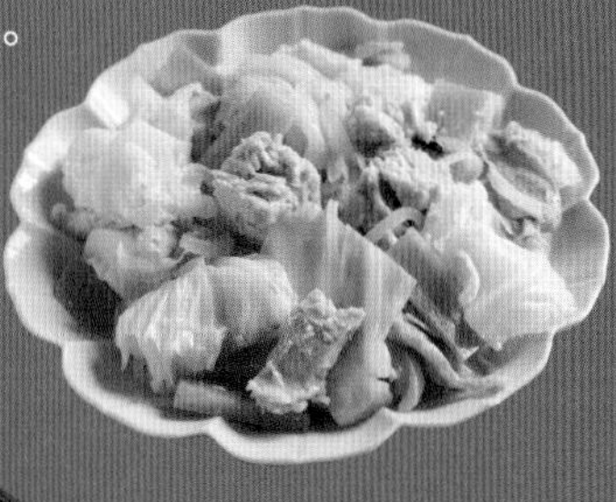

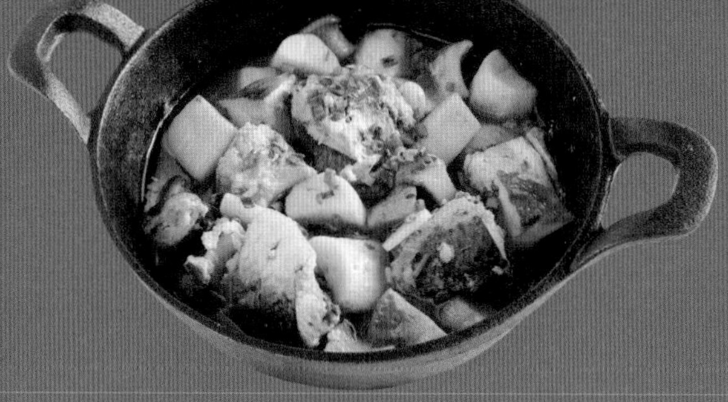

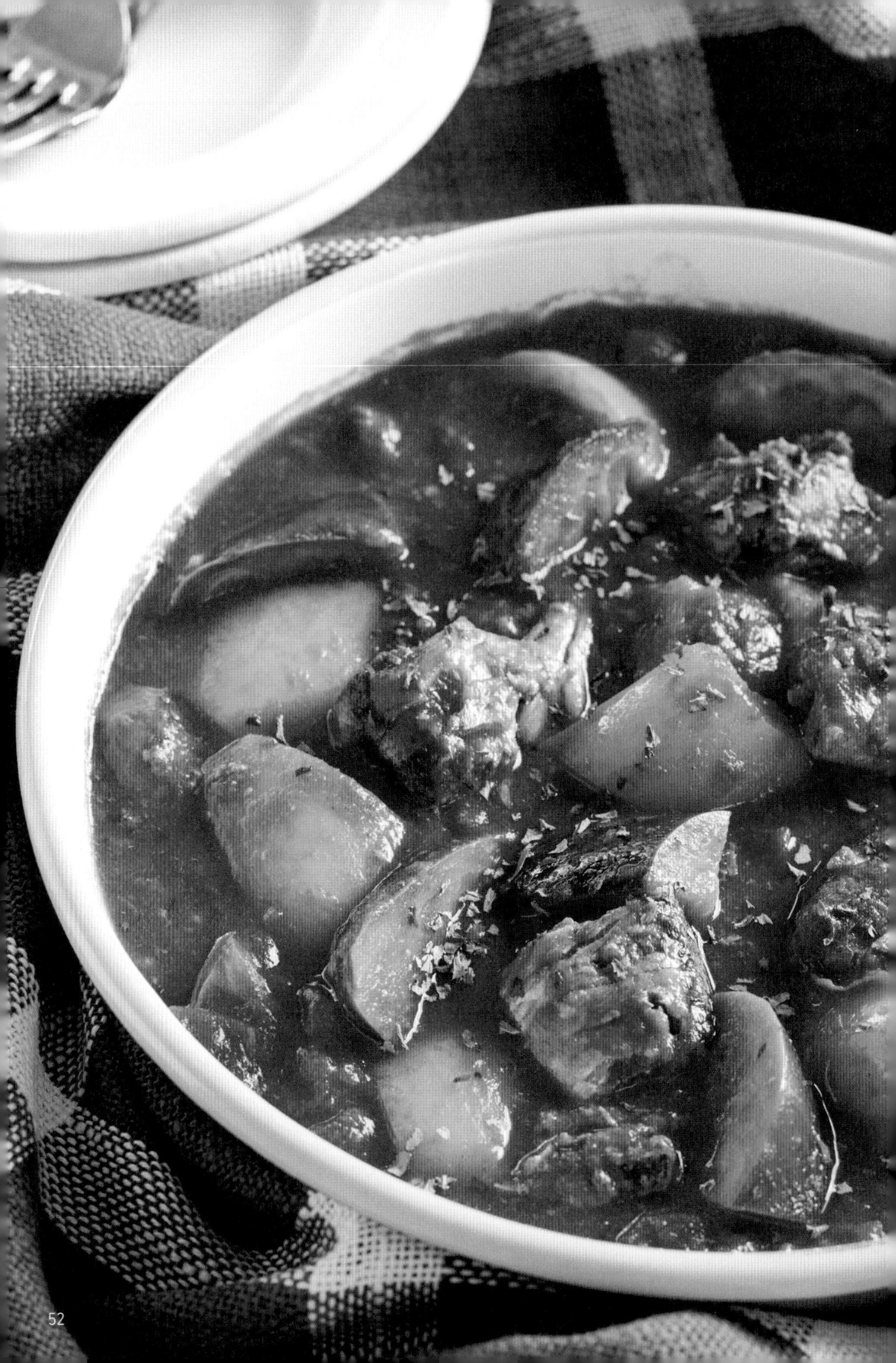

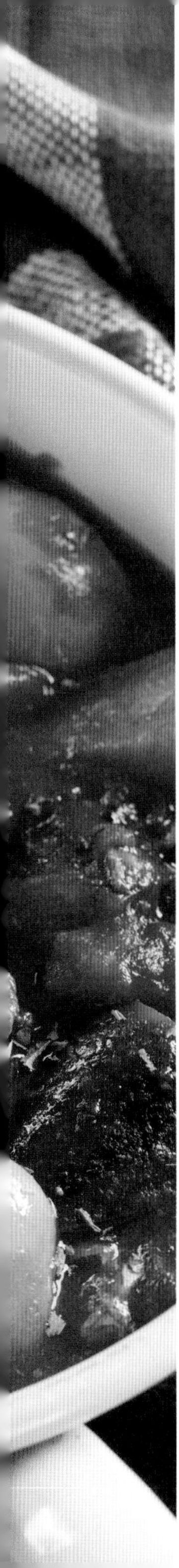

カロリー	たんぱく質	糖質
305 kcal	14.8 g	9.9 g

いわし　トマト

バジルが香る洋風の煮込み。
トマト缶はよく炒め、うまみを凝縮させて

いわし缶の トマト煮

材料（2人分）

いわし缶（水煮）……1缶（145g）
カットトマト缶……1缶（400g）
パプリカ（黄）……1/2個
なす……1本
にんにく（すりおろし）……小さじ1
赤唐辛子……1本
ドライバジル……小さじ1
塩・こしょう……各少々
オリーブ油……大さじ2

1 パプリカ、なすは一口大の乱切りにする。

2 フライパンにオリーブ油、にんにく、赤唐辛子を入れて弱火で熱し、香りが立ったら、中火にして1を炒める。

3 油がなじんだらトマト缶を加え、2分ほど炒めて水分をとばす。いわし缶を汁ごと入れてドライバジルを加え、2分ほど煮たら、塩・こしょうで味をととのえる。

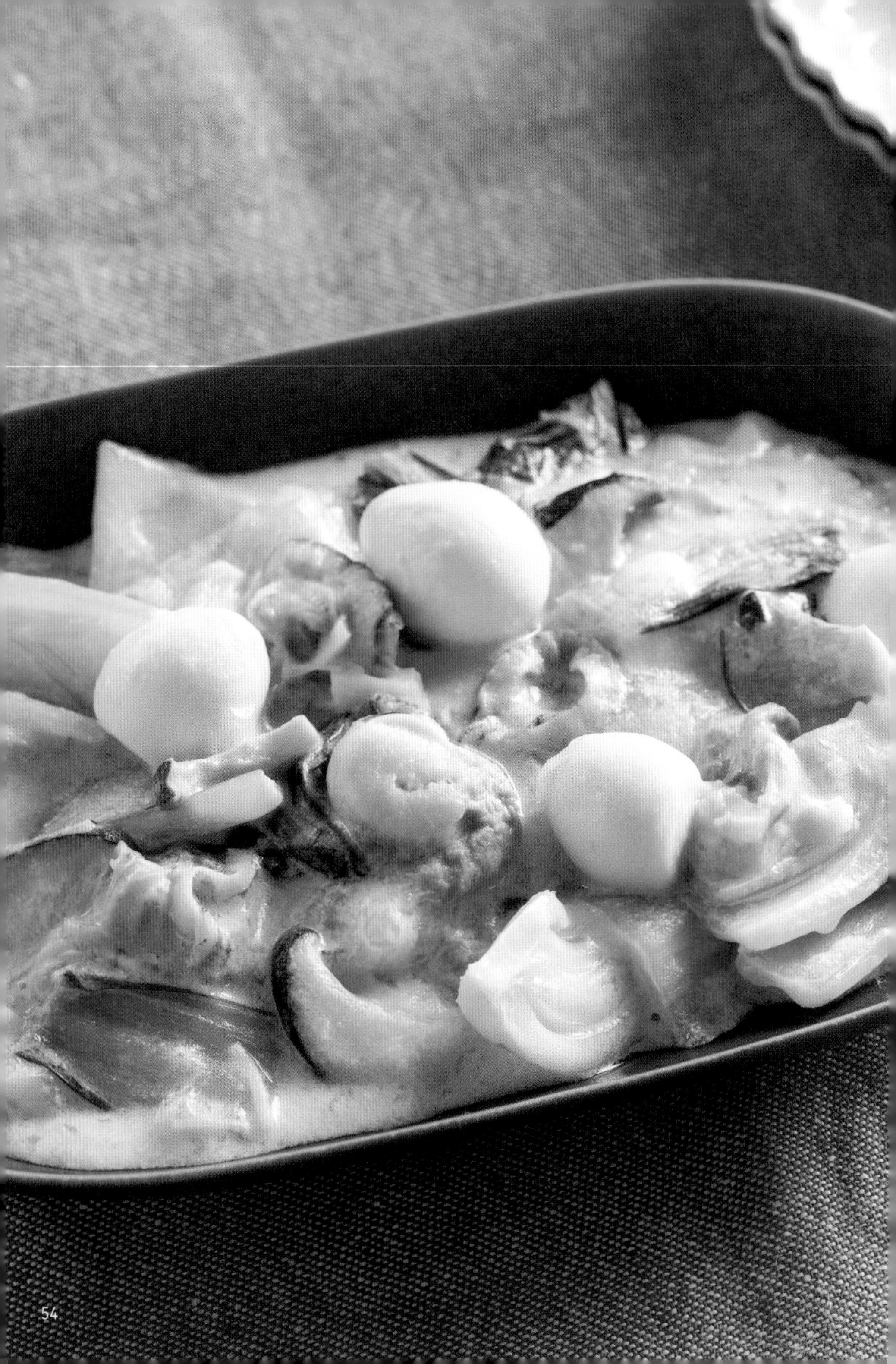

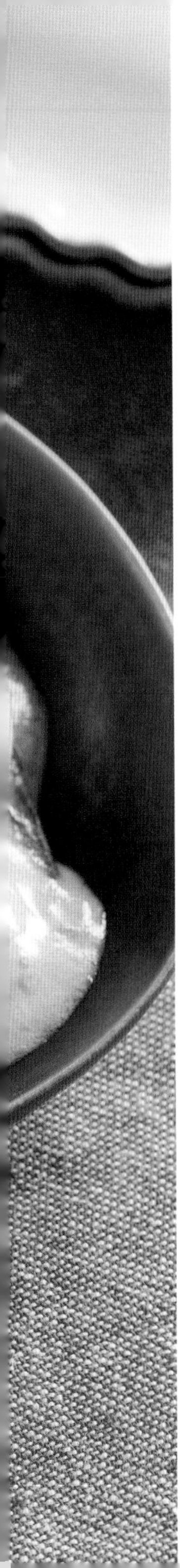

カロリー	たんぱく質	糖質
138 kcal	7.7 g	3.1 g

ホタテ貝柱　うずら

ホタテのだしがきいたホッとする味。
うずら卵でボリュームアップ

ホタテとうずらとチンゲン菜の中華クリーム煮

材料（2人分）

ホタテ貝柱缶（水煮）…．1缶
（固形量30g、内容量70g）
うずら卵缶（水煮）…．1缶（45g）
チンゲン菜…．1株
エリンギ…．1本
Ⓐ 豆乳（調整）…．150ml
酒…．大さじ1/2
鶏ガラスープの素…．小さじ1/2
塩・こしょう…．各少々

水溶き片栗粉
水…．小さじ2
片栗粉…．小さじ1
バター…．10g

1. チンゲン菜は茎を縦4つ割にし、葉はざく切りにする。エリンギは長さを3等分にし、短冊切りにする。
2. フライパンにバターを溶かし、チンゲン菜の茎とエリンギを中火で炒める。しんなりしてきたら、チンゲン菜の葉、うずら卵、ホタテ缶を汁ごと加え、Ⓐも加える。
3. ひと煮立ちしたら、水溶き片栗粉を加えて混ぜ、とろみがついたら火を止める。

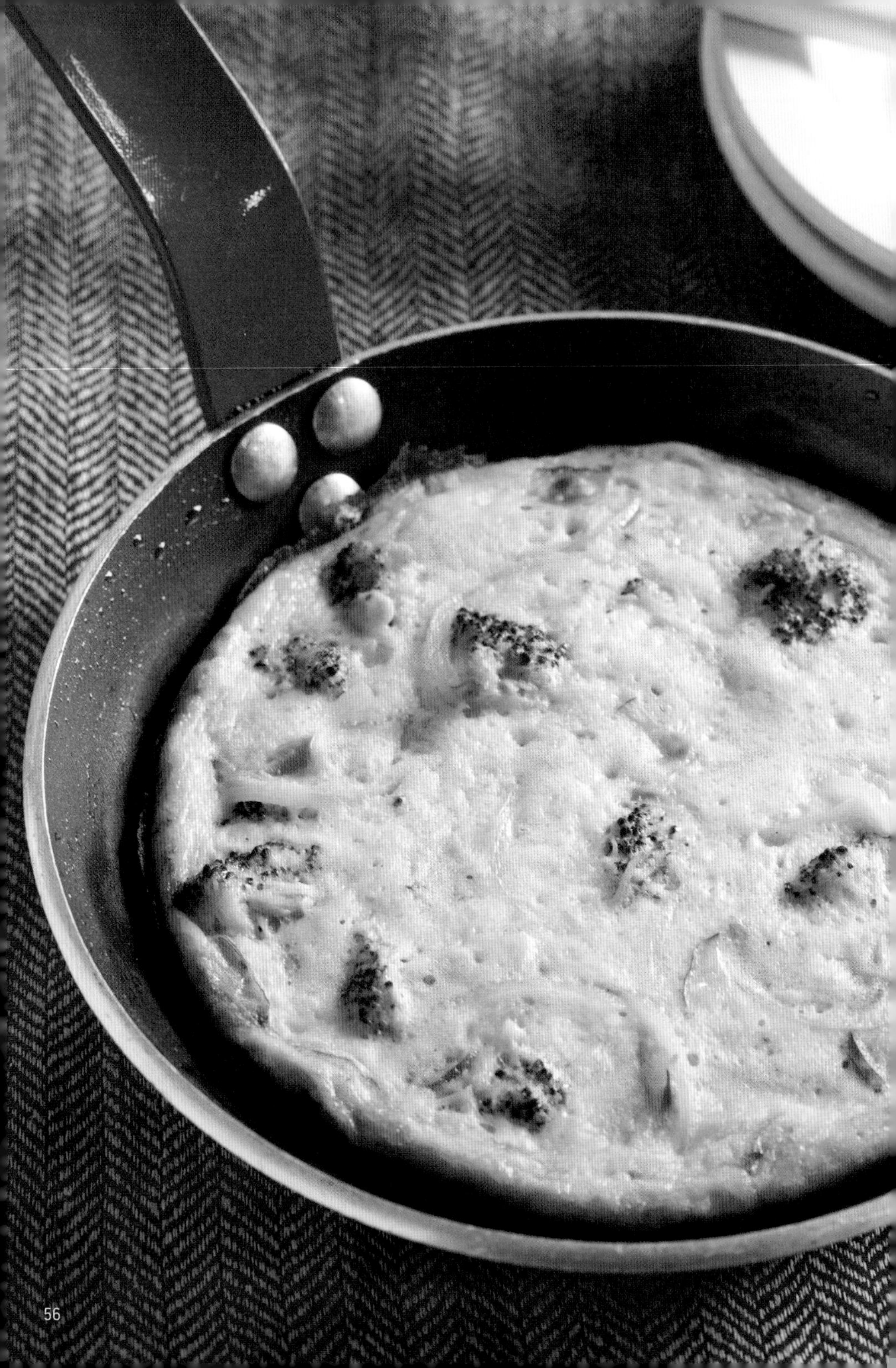

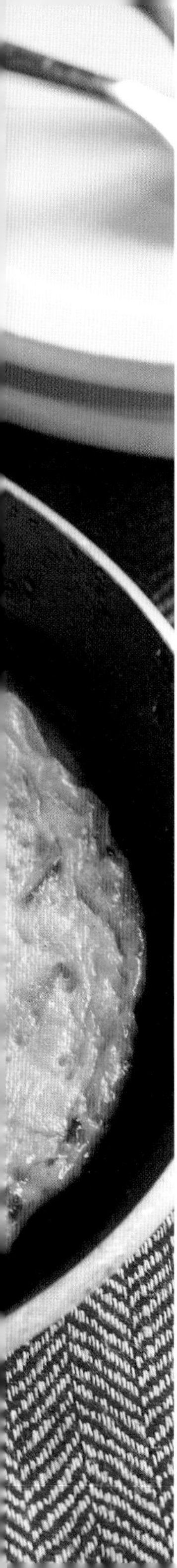

カロリー	たんぱく質	糖質
233 kcal	15.3 g	2.1 g

ツナ

ひっくり返さなくていいから簡単。
具がごろっと入って食べごたえ抜群！

ツナとブロッコリーのスペイン風オムレツ

材料（直径約15㎝のフライパン1個分）

ツナ缶（水煮）…… 2缶（140g）
冷凍ブロッコリー …… 60g
玉ねぎ …… 1/4個
ハム …… 2枚
卵 …… 3個

Ⓐ 牛乳 …… 大さじ1
　 顆粒コンソメ …… 小さじ1
　 粉チーズ …… 大さじ1
　 塩・こしょう …… 各少々
オリーブ油 …… 大さじ2

1 ブロッコリーは解凍し、粗く刻む。玉ねぎは薄切りにし、ハムは1㎝角に切る。

2 フライパンにオリーブ油大さじ1を中火で熱し、玉ねぎ、ブロッコリーを炒め、火が通ったら取り出し、粗熱を取る。

3 ボウルに卵を割りほぐし、汁気をきったツナ缶、ハム、2、Ⓐを加えて混ぜ合わせる。

4 フライパンに残りのオリーブ油を中火で熱し、3を流し入れてひと混ぜし、ふたをして弱火で火が通るまで8～10分焼く。

あさり

カロリー	たんぱく質	糖質
230 kcal	22.3 g	6.0 g

鉄分が豊富なあさりをたっぷりいただきます。
バターで味に深みをプラス

あさりとキャベツの酒蒸し

材料（2人分）

あさり缶（水煮）…1缶（130g）
キャベツ…1/8個
アスパラガス…2本
しいたけ…3個
Ⓐ 水・酒…各60ml
　しょうゆ…大さじ1
塩・こしょう…各適量
バター…10g

1 キャベツは芯を細かく刻み、葉はザク切りにする。アスパラガスは斜め切りにし、しいたけは軸を切り落として4等分に切る。

2 フライパンに1とあさり缶を汁ごと、Ⓐを入れ、ふたをして中火で10分煮る。

3 塩・こしょうで味をととのえ、バターを加える。

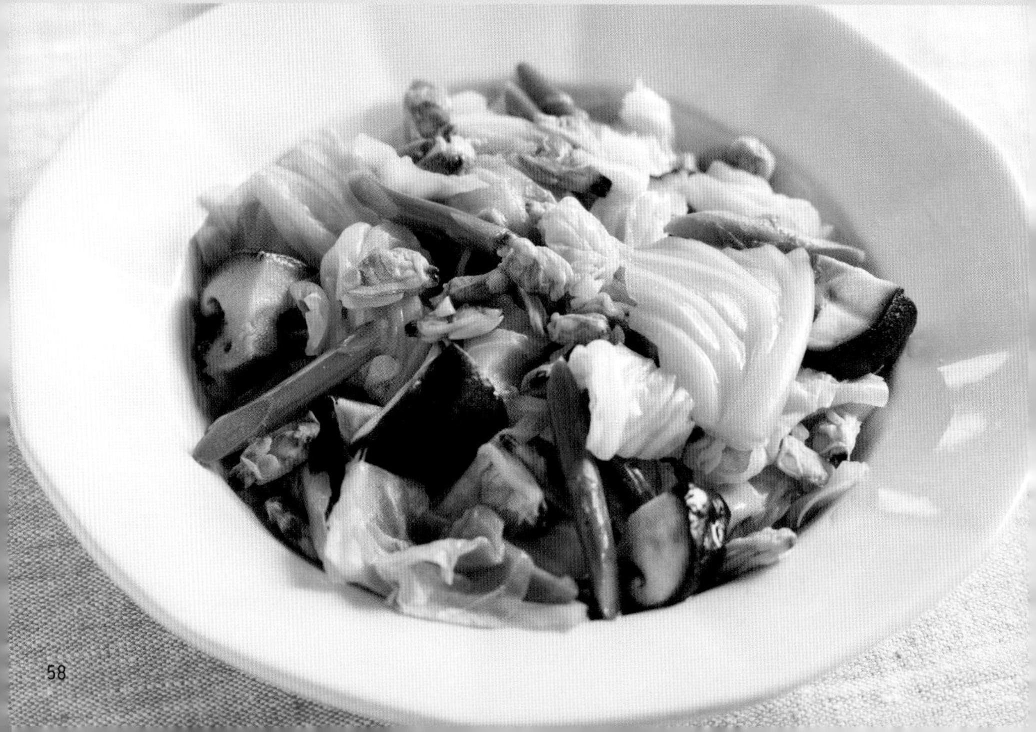

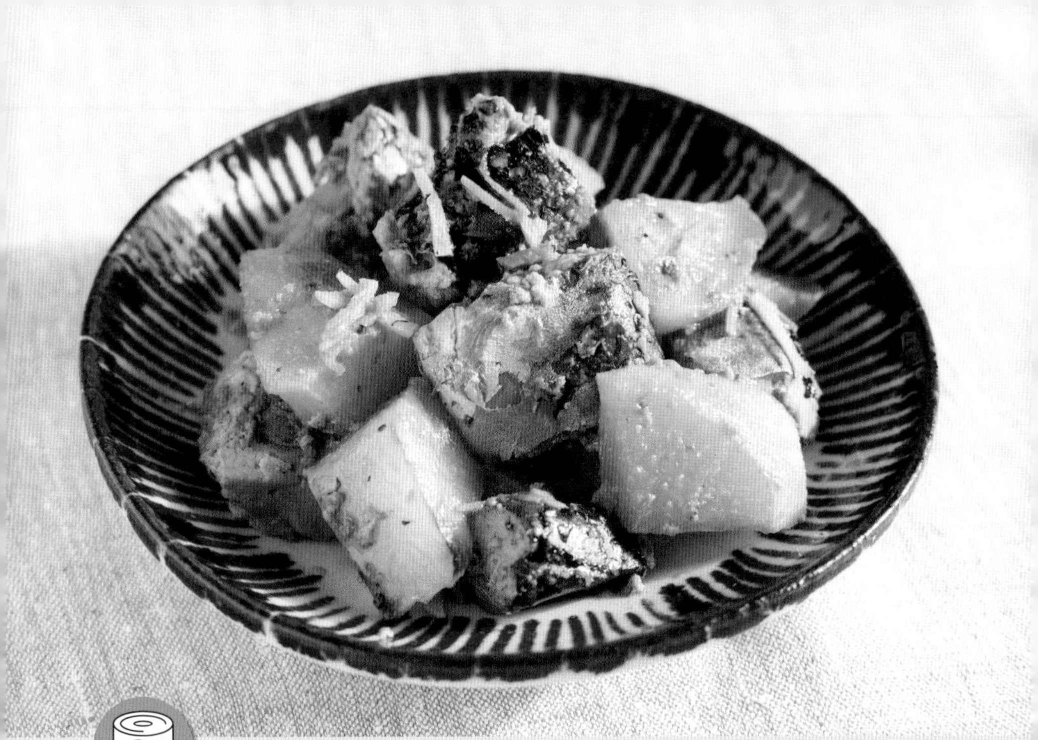

さば

"ぶり大根"のさば缶バージョン。
大根はレンジ加熱してから
焼くと時短に

カロリー	たんぱく質	糖質
261 kcal	16.7 g	6.3 g

さば缶大根

材料（2人分）

さば缶（水煮）…… 1缶（190g）
大根 …… 1/3本
しょうが（せん切り）…… 1片
Ⓐ 水 …… 200ml
しょうゆ …… 大さじ1
みりん …… 大さじ1/2
ごま油 …… 大さじ1

1 大根は乱切りにして耐熱容器に入れ、水大さじ1（分量外）を振り、ふんわりラップをして電子レンジで5分加熱する。粗熱が取れたら水気をきる。

2 フライパンにごま油を中火で熱し、1を入れて表面に焼き色をつける。

3 Ⓐとさば缶を汁ごと、しょうがを加え、ふたをして弱火で8分煮る。

さけ

カロリー	たんぱく質	糖質
240 kcal	10.8 g	12.0 g

さけと野菜を味噌などで味付けした
北海道の郷土料理を缶詰でアレンジ!

さけ缶のちゃんちゃん焼き

材料（2人分）

さけ缶（水煮）…… 1缶（90g）
キャベツ …… 1/4個
玉ねぎ …… 1/2個
にんじん …… 1/4本
A 味噌 …… 大さじ1と1/2
酒・みりん …… 各大さじ1
にんにく（すりおろし） …… 小さじ1
バター …… 20g

1 キャベツはざく切りにし、玉ねぎは薄切りにする。にんじんは短冊切りにする。Aは混ぜ合わせておく。

2 フライパンに1の野菜、さけ缶を汁ごと入れ、Aをまわしかけてバターをのせる。

3 ふたをして弱めの中火にかけ、野菜に火が通るまで蒸し焼きにしたら、混ぜて器に盛る。

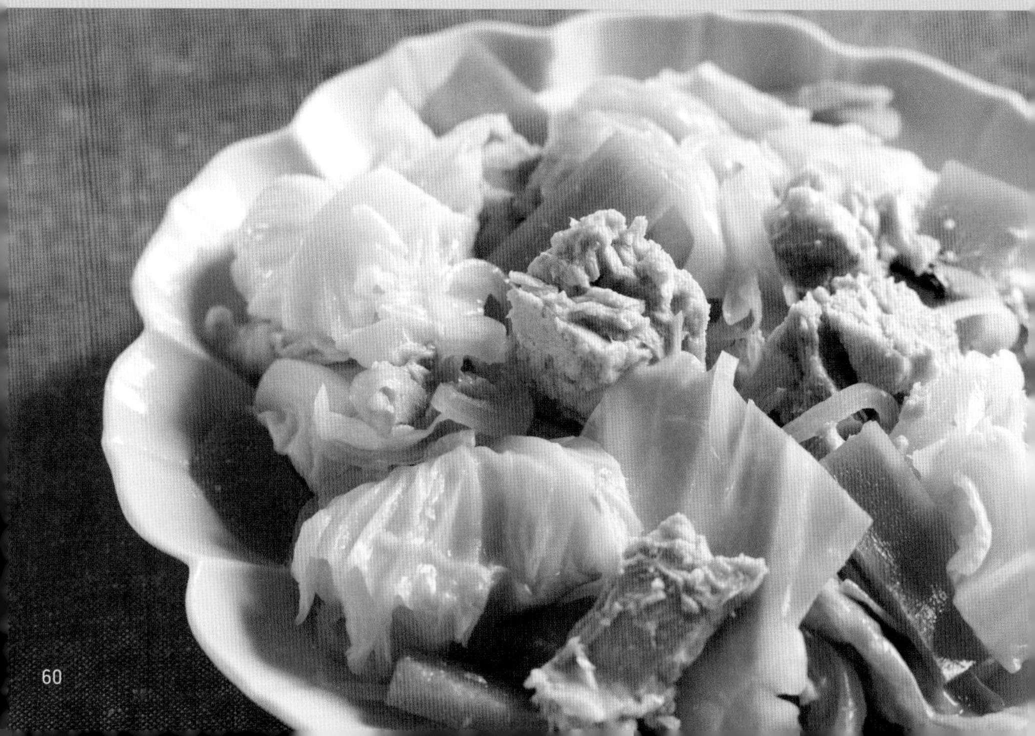

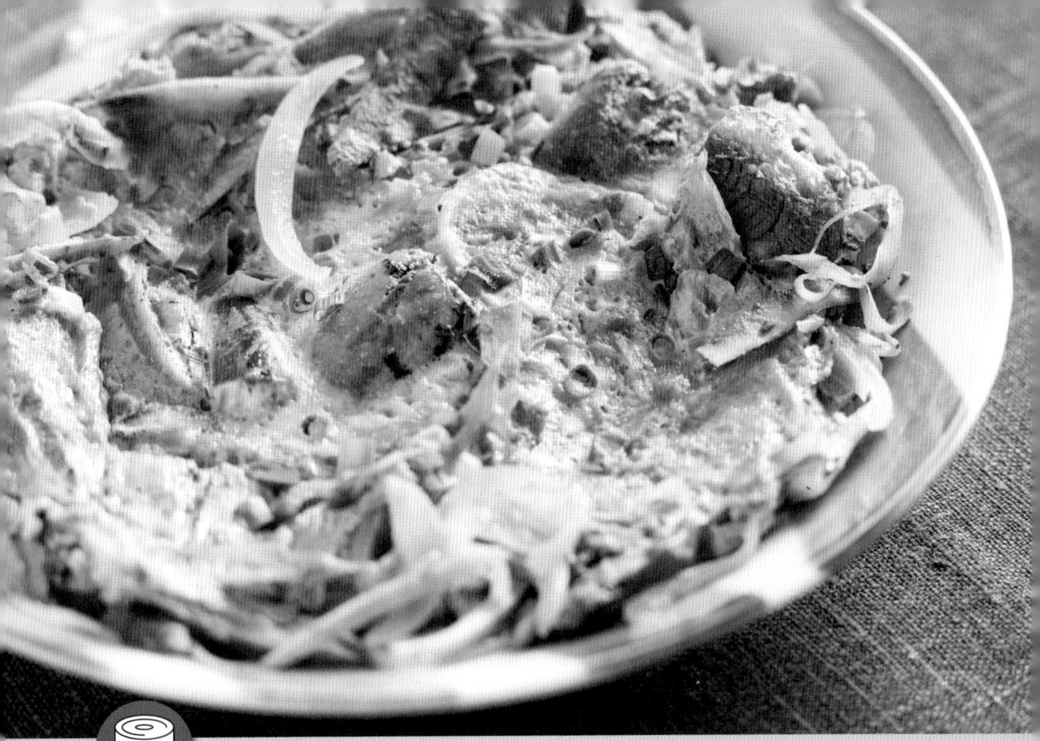

いわし

いわしとごぼうの風味がマッチ。
卵は余熱で半熟に仕上げて

カロリー	たんぱく質	糖質
260 kcal	19.9 g	6.3 g

いわし缶の柳川風

材料（2人分）

いわし缶（水煮）…… 1缶（145g）
ごぼう …… 1/3本
玉ねぎ …… 1/2個
小ねぎ …… 2本
卵 …… 2個
Ⓐ 水 …… 200ml
しょうゆ・みりん …… 各大さじ1
顆粒だし …… 小さじ1

1 ごぼうは皮をこそげてささがきにし、水にさらしてアクを抜く。玉ねぎは薄切りにし、小ねぎは小口切りにする。卵は溶きほぐす。

2 フライパンにⒶ、ごぼう、玉ねぎを入れて中火にかけ、玉ねぎがしんなりするまで煮たら、いわし缶を汁ごと加える。

3 再び煮立ってきたら、卵をまわし入れ、小ねぎを散らし、ふたをして火を止める。余熱で半熟状になるまで卵に火を通したら、器に盛る。

便秘解消

血液サラサラ

美肌

さば

カロリー	たんぱく質	糖質
241 kcal	18.0 g	8.0 g

ゆずこしょうがピリリときいたシンプルな蒸しもの。
お好みでトッピングを

さばのキャベツ ゆずこしょう蒸し

材料（2人分）

さば缶（水煮）…… 1缶（190g）
キャベツ …… 1/2個
鶏ガラスープの素 …… 小さじ2
ごま油 …… 適量
ゆずこしょう …… 小さじ1
白いりごま …… 適量

1 キャベツは一口大に切り、フライパンに入れる。鶏ガラスープの素、さば缶を汁ごと加え、ふたをして弱めの中火で5～6分蒸し焼きにする。

2 1にごま油をまわしかけ、ゆずこしょうを加え、さばを崩しながら混ぜる。

3 器に盛ってごまをふり、好みでゆずこしょう少々を添える。

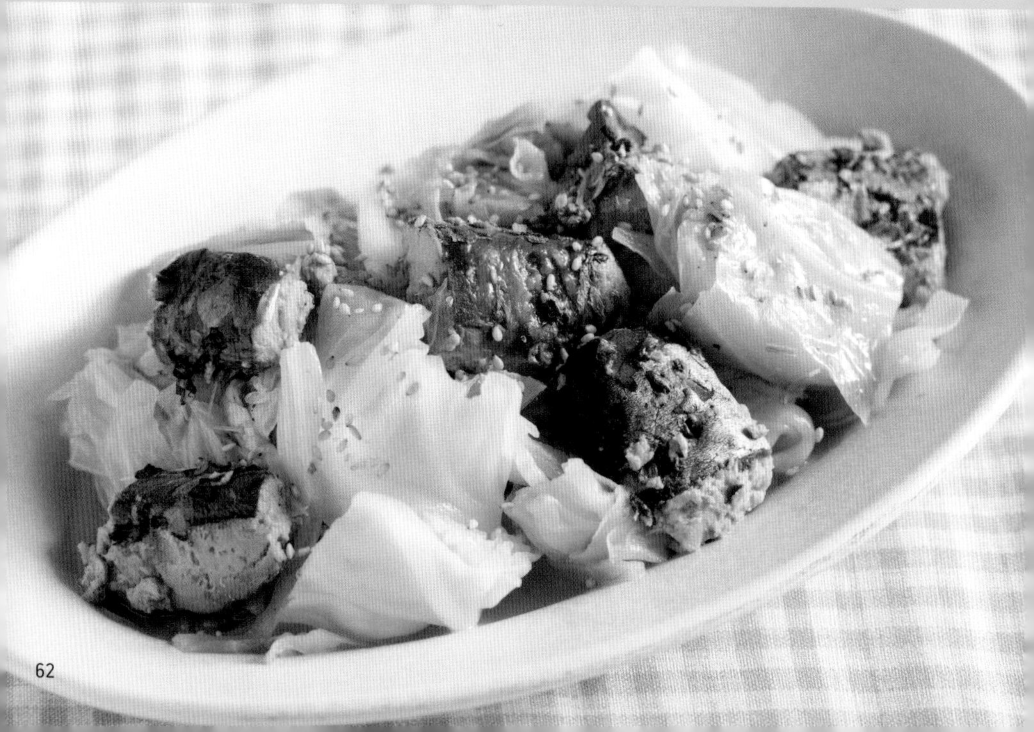

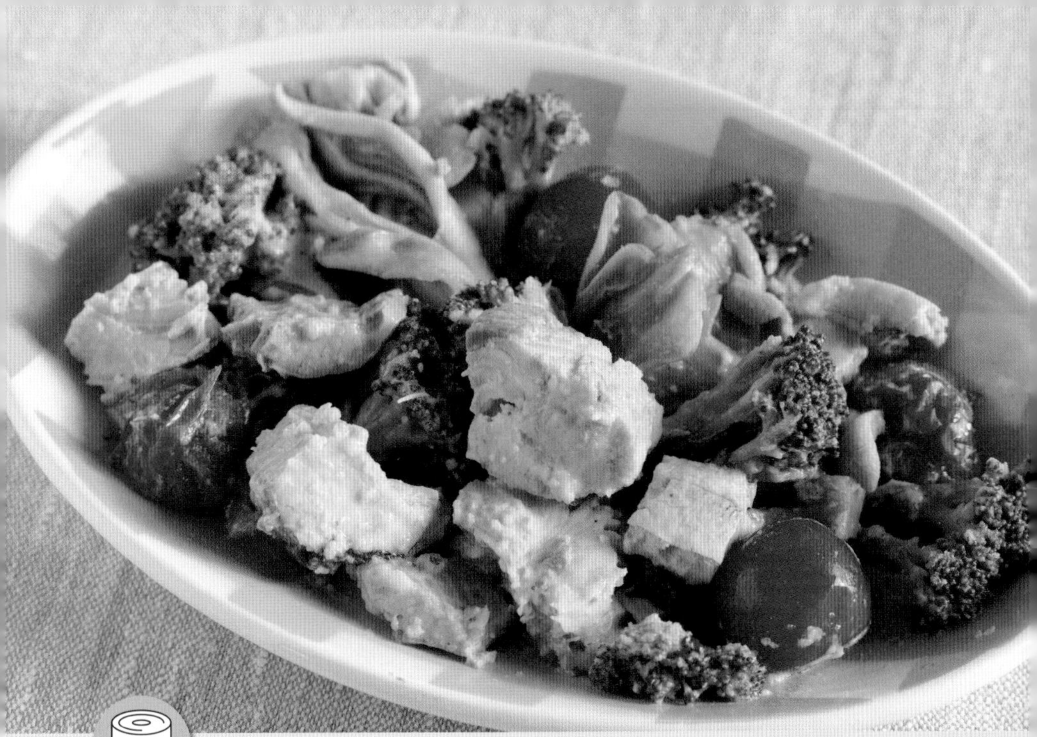

さけ

マヨネーズとチーズがコクのある
味わい。トマトの酸味もアクセント

カロリー	たんぱく質	糖質
239 kcal	11.5 g	2.2 g

さけとブロッコリーのマヨネーズ蒸し

アンチエイジング

美肌

むくみ解消

材料（2人分）

さけ缶（水煮）…. 1缶（90g）
ブロッコリー …. 80g
まいたけ …. 60g
ミニトマト …. 4個
オリーブ油 …. 大さじ1
マヨネーズ …. 大さじ1と 1/2
粉チーズ …. 大さじ1

1 ブロッコリーは小房に切り分け、まいたけは一口大にほぐす。ミニトマトはヘタを取る。

2 フライパンに1とさけ缶を汁ごと入れ、オリーブ油をまわしかけ、ふたをして弱めの中火で6〜7分蒸し焼きにする。

3 マヨネーズと粉チーズを混ぜて2に加え、全体に行き渡るように混ぜながら炒め合わせる。

ツナ

カロリー	たんぱく質	糖質
174 kcal	14.0 g	6.0 g

食物繊維が豊富なオオバコがつなぎに。
ふわふわ生地とキャベツの食感がバランス◎

豆腐とツナのお好み焼き

材料（2人分）

- キャベツ……3枚
- 小ねぎ……3本
- 乾燥ひじき……小さじ1
- ツナ缶（水煮）……1缶（70g）
- Ⓐ 木綿豆腐……小1丁（150g）
  - 卵……1個
  - 米粉……大さじ1
  - オオバコパウダー……小さじ1
  - 顆粒だし……小さじ1
- 米油……少々
- 好みのソース・青のり……各適量

1 キャベツはせん切りにし、小ねぎは小口切りにする。ひじきは水で戻して水気をきる。ツナ缶は缶汁をきる。

2 ボウルにⒶを入れてよく混ぜ合わせ、1を加え、さらに混ぜる。

3 フライパンに米油を熱し、2を入れて丸く形をととのえ、ふたをして弱火で5～6分焼く。

4 皿にすべらせて取り出し、フライパンをかぶせて裏返し、さらに5～6分焼く。器に盛り、ソース・青のりをかける。

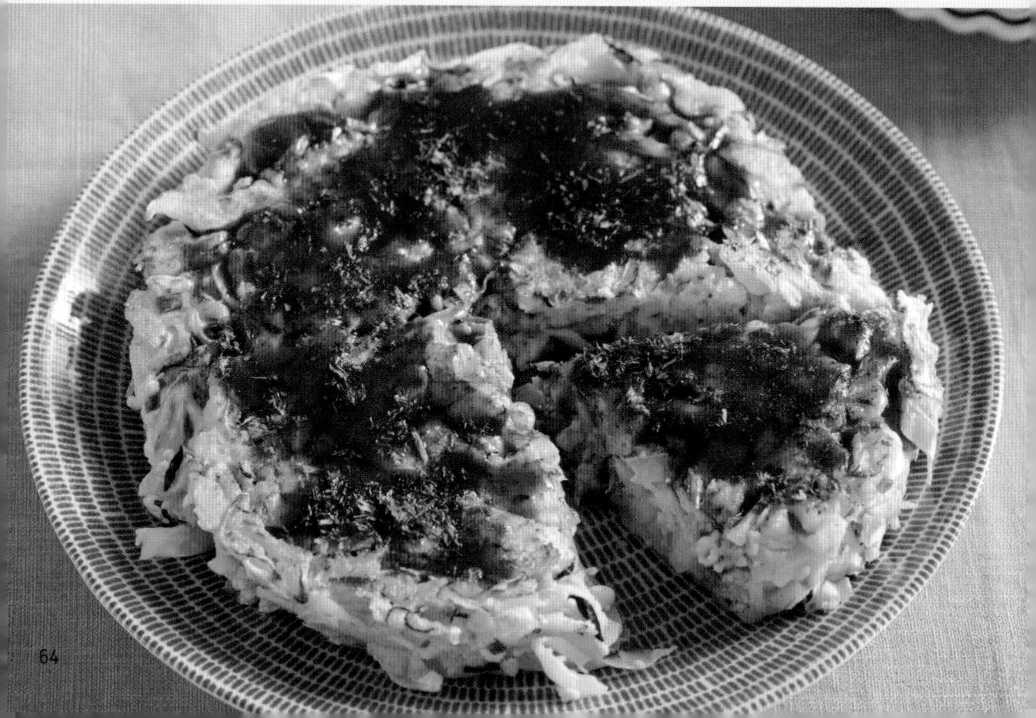

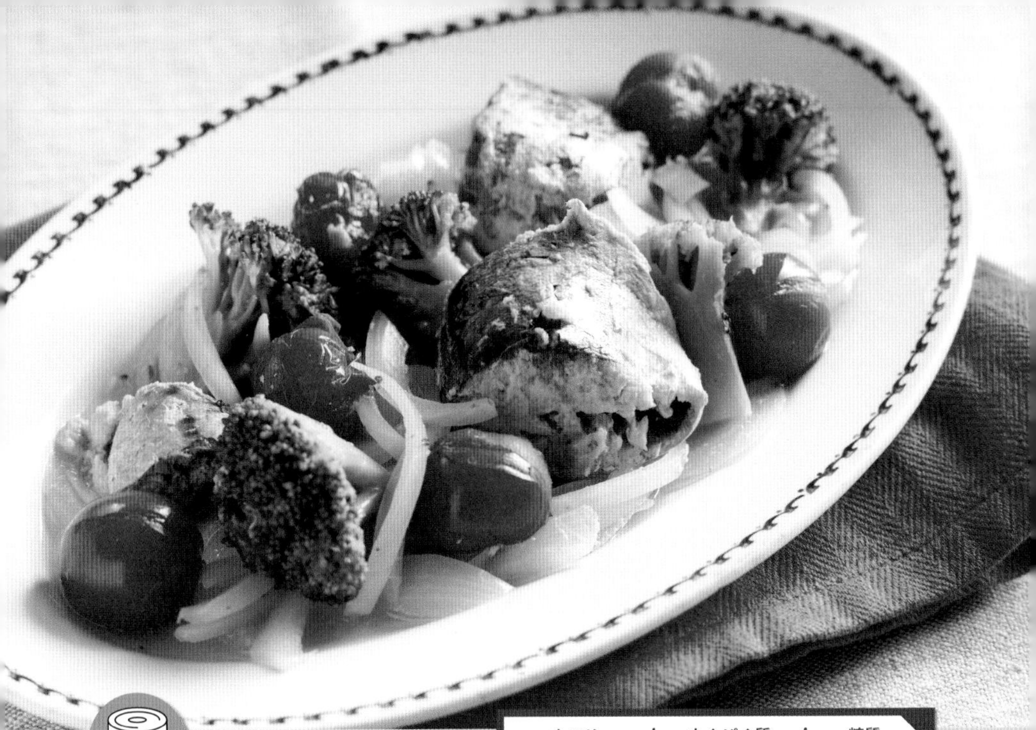

さば

カロリー	たんぱく質	糖質
245 kcal	18.6 g	6.6 g

切り身魚を使わなくても、さば缶で手軽に立派なごちそうが完成

さば缶の アクアパッツァ風

材料（2人分）

さば缶（水煮）…. 1缶（190g）
玉ねぎ …. 1/2個
ミニトマト …. 6個
冷凍ブロッコリー …. 8房
Ⓐ にんにく（すりおろし）…. 小さじ1
　水 …. 200ml
　白ワイン …. 50ml
こしょう …. 少々
オリーブ油 …. 適量

1 玉ねぎは薄切りにし、ミニトマトはヘタを取る。ブロッコリーは解凍する。

2 フライパンに1とⒶ、さば缶を汁ごと入れ、ふたをして玉ねぎに火が通るまで煮る。

3 こしょうで味をととのえ、器に盛ってオリーブ油をまわしかける。

トマト

カロリー	たんぱく質	糖質
322 kcal	29.0 g	16.6 g

塩麹をもみ込むと肉が柔らかくなり、うまみがアップ。
短時間で深い味わいに

豚肉のトマト塩麹煮

材料（2人分）

豚こま切れ肉 …. 250g
玉ねぎ …. 1/2個
にんにく …. 1片
塩麹 …. 大さじ2
Ⓐ カットトマト缶 …. 1缶（400g）
　白ワイン …. 大さじ1
　こしょう …. 適量
粉チーズ …. 大さじ1
オリーブ油 …. 大さじ1

1 豚肉に塩麹大さじ1をもみ込み、冷蔵庫で1時間おく。玉ねぎは薄切りにし、にんにくはみじん切りにする。

2 フライパンにオリーブ油を弱火で熱し、にんにく、玉ねぎを入れて炒める。香りが立ってきたら1の豚肉を加え、中火にしてさらに炒める。

3 肉に焼き色がついたら、Ⓐと残りの塩麹を加えて弱火にし、ふたをして6分煮る。仕上げに粉チーズを加えて混ぜる。

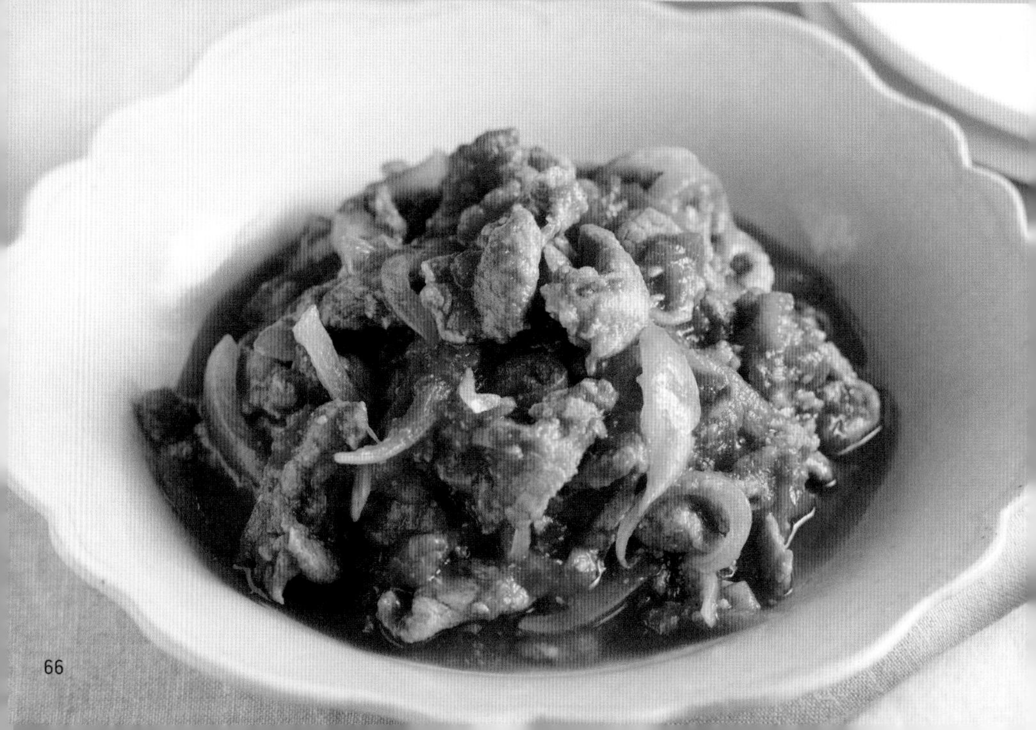

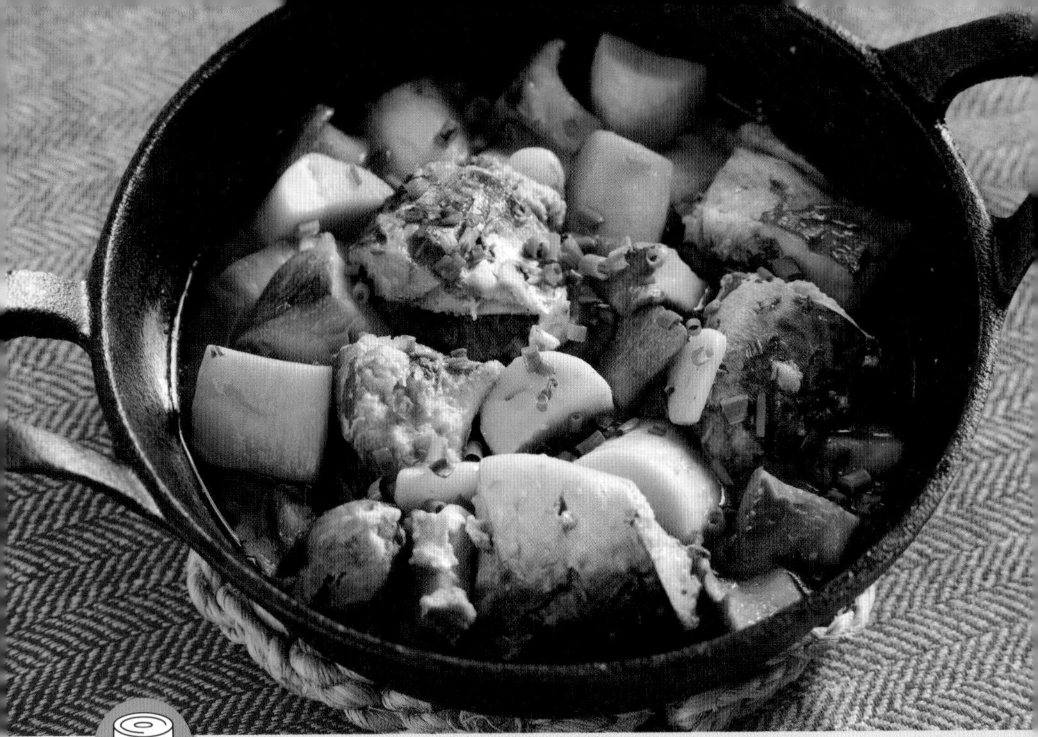

さば

カロリー	たんぱく質	糖質
238 kcal	16.4 g	1.4 g

白ワインでさばを風味づけ。
にんにくの香りをオイルに
じっくり移すのがポイント

さばとエリンギのアヒージョ

材料（2人分）

さば缶（水煮）…… 1缶（190g）
エリンギ …… 2〜3本
にんにく …… 1片
白ワイン …… 大さじ1
塩・こしょう …… 各少々
小ねぎ（小口切り）…… 適量
オリーブ油 …… 大さじ3

1 さば缶の缶汁を捨て、缶に白ワインを入れる。エリンギは一口大にし、にんにくは薄切りにする。

2 フライパンにオリーブ油を弱火で熱し、にんにくを入れて香りが立ってきたら、1のエリンギとさば缶を汁ごと加える。

3 エリンギに火が通ったら、塩・こしょうを振り、小ねぎを散らす。

Column 3

たんぱく質と良質なオイルが豊富な缶詰で、誰でもやせ体質に

　栄養バランスのよい食事をとると、細胞・血液レベルで体の状態がよくなり、基礎代謝が上がって自然にやせやすい体質に変化します。「バランスのよい食事」と聞くと、ちゃんと自炊をしなくてはいけないと思うかもしれませんが、加熱処理済みの缶詰を使えば、料理が苦手な方や、忙しくて時間がない方でも、簡単な調理で効率よく栄養がとれます。

　代謝を上げるために意識したいのは、しっかりたんぱく質をとること。たんぱく質は筋肉や肌などを作る材料となり、体温や代謝を上げ、満腹感を高める効果があります。缶詰には魚介や豆などたんぱく質が豊富な素材が多く、手軽に食事に取り入れやすいです。また、さばなど青魚の油には、代謝を高め、食欲を抑えるやせホルモン「GLP-1」の分泌を促進するEPAや、DHA（オメガ3脂肪酸）が含まれます。切り身魚よりも、空気にほとんど触れずに調理されている缶詰の方が、酸化が少ない良質な脂質をとることができるのでおすすめです。

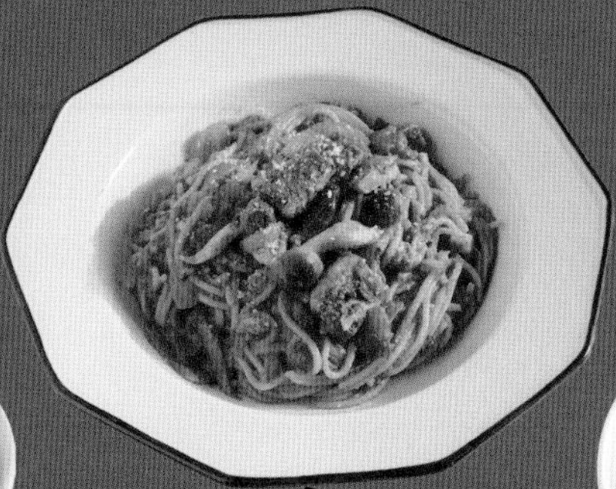

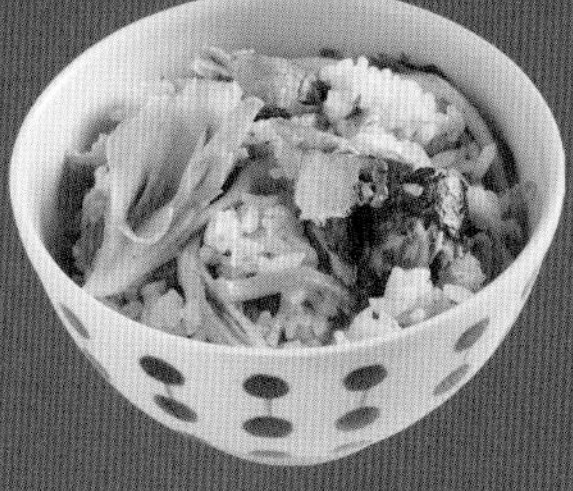

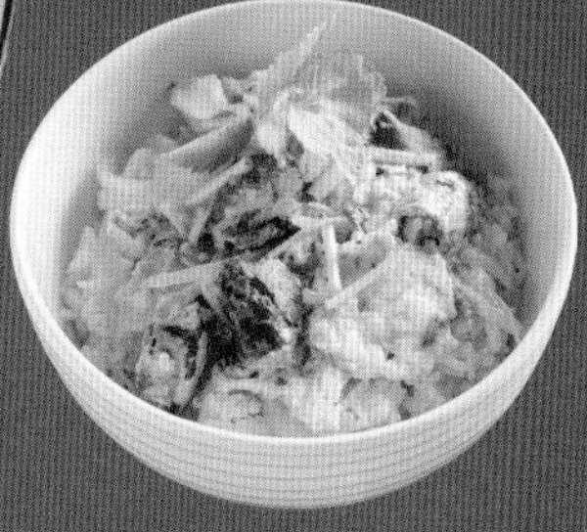

4

一皿で大満足！

ごはん＆麺

炊き込みごはんやリゾット、パスタなどの
主食レシピを紹介します。
缶詰のうまみが加わると味に深みが出て、
満足度の高い一品に。

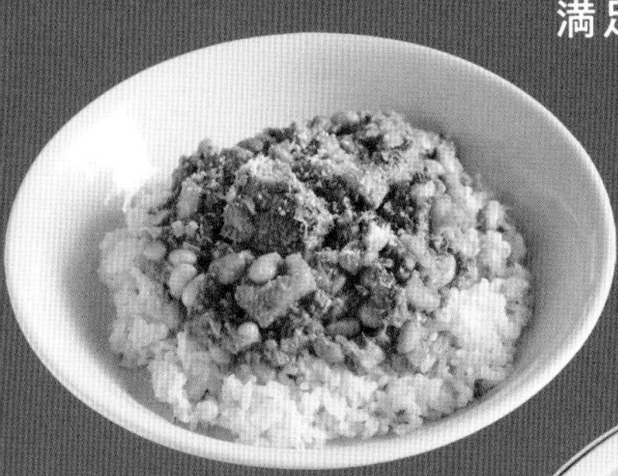

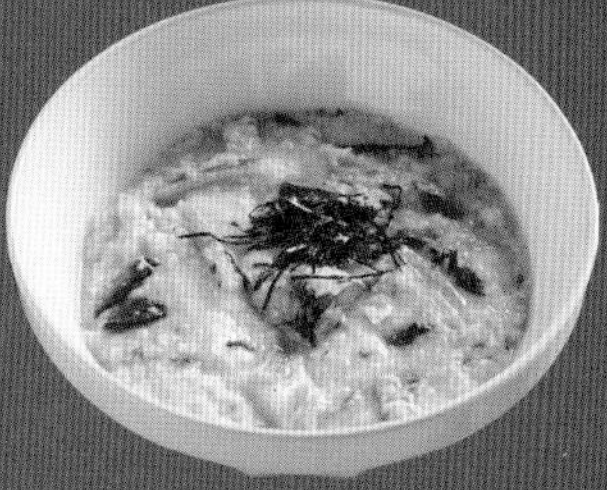

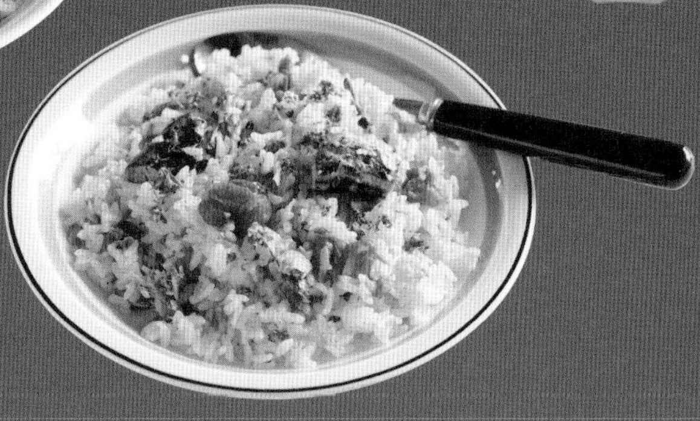

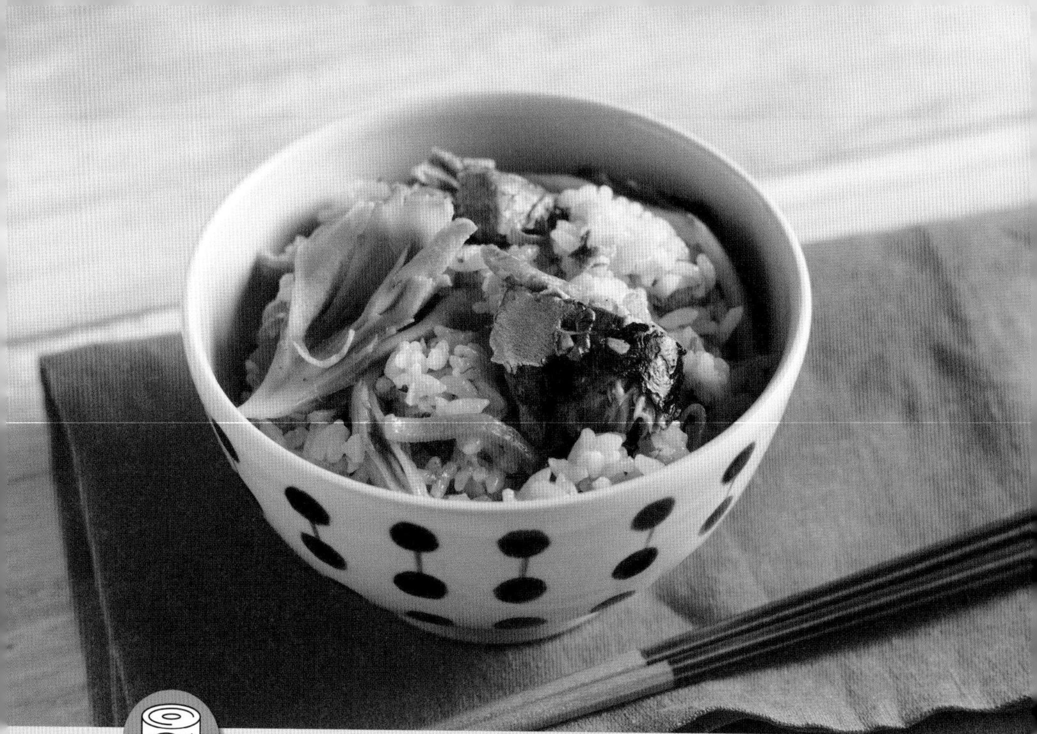

さば

冷え解消
アンチエイジング
むくみ解消

カロリー	たんぱく質	糖質
234 kcal	8.2 g	38.5 g

さばとまいたけのうまみが
たっぷり。しょうがの風味が合う

さば缶の炊き込みごはん

材料（作りやすい分量）

米 …… 2合
さば缶（水煮）…… 1缶（190g）
にんじん …… 6cm
しょうが …… 1片
まいたけ …… 1株
Ⓐ 酒 …… 大さじ1
　しょうゆ …… 小さじ2

1　米は研いでたっぷりの水（分量外）に約30分浸けて水気をきる。にんじんはせん切りにし、しょうがはみじん切りにする。まいたけは一口大にほぐす。

2　炊飯釜に米とⒶ、さば缶の缶汁を入れ、2合の目盛りまで水（分量外）を加える。1のにんじん、しょうが、まいたけとさばの身を加えて軽く混ぜ、普通モードで炊く。

3　炊き上がったら、さばをほぐしながら全体を混ぜる。

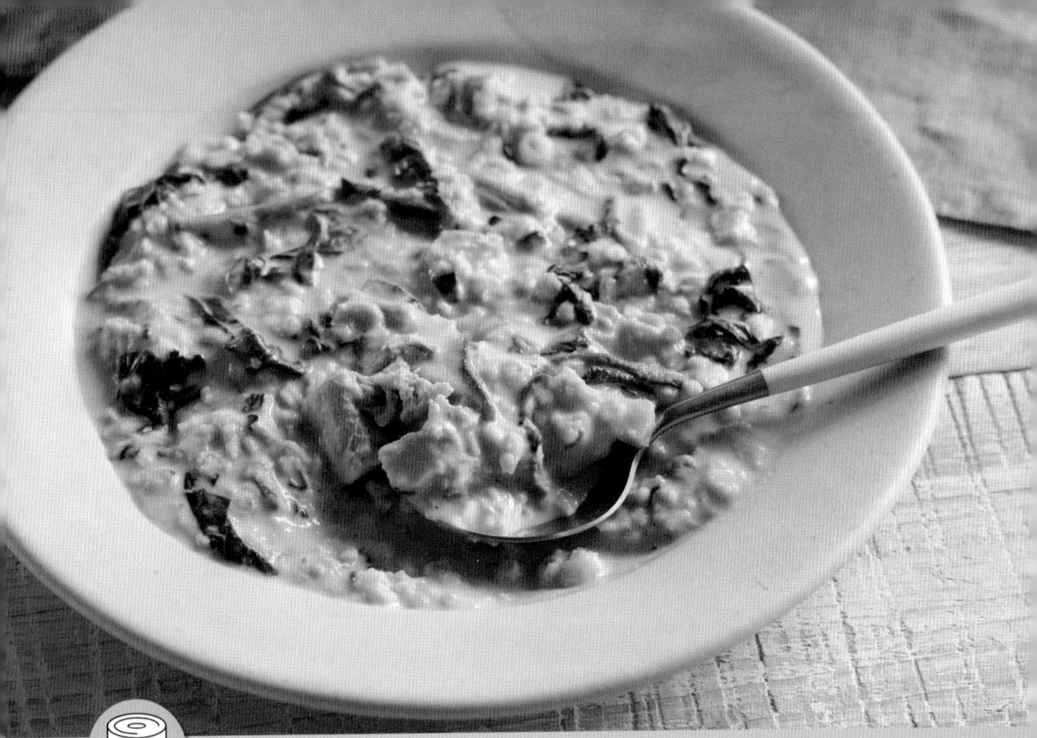

さけ

カロリー	たんぱく質	糖質
397 kcal	22.9 g	19.5 g

美肌
アンチエイジング
血液サラサラ

オートミールで簡単リゾット。
さけ缶ときのこのだしがしみ渡る

さけときのこの豆乳リゾット

材料（1人分）

オートミール …… 30g
さけ缶（水煮）…… 1/2缶（45g）
しいたけ …… 1個
冷凍ほうれん草 …… 50g
にんにく（すりおろし）…… 小さじ1
A 豆乳（無調整）…… 200ml
　颗粒コンソメ …… 小さじ1
　塩・こしょう …… 各適量
粉チーズ・オリーブ油 …… 各適量

1 フライパンにオリーブ油を弱火で熱し、にんにくを入れて香りが立ったら、薄切りにしたしいたけとほうれん草を炒める。

2 しんなりしたら、さけ缶を汁ごと加え、さっと炒める。

3 Aとオートミールを加え、とろみが出るまで煮たら、粉チーズを加えて混ぜる。

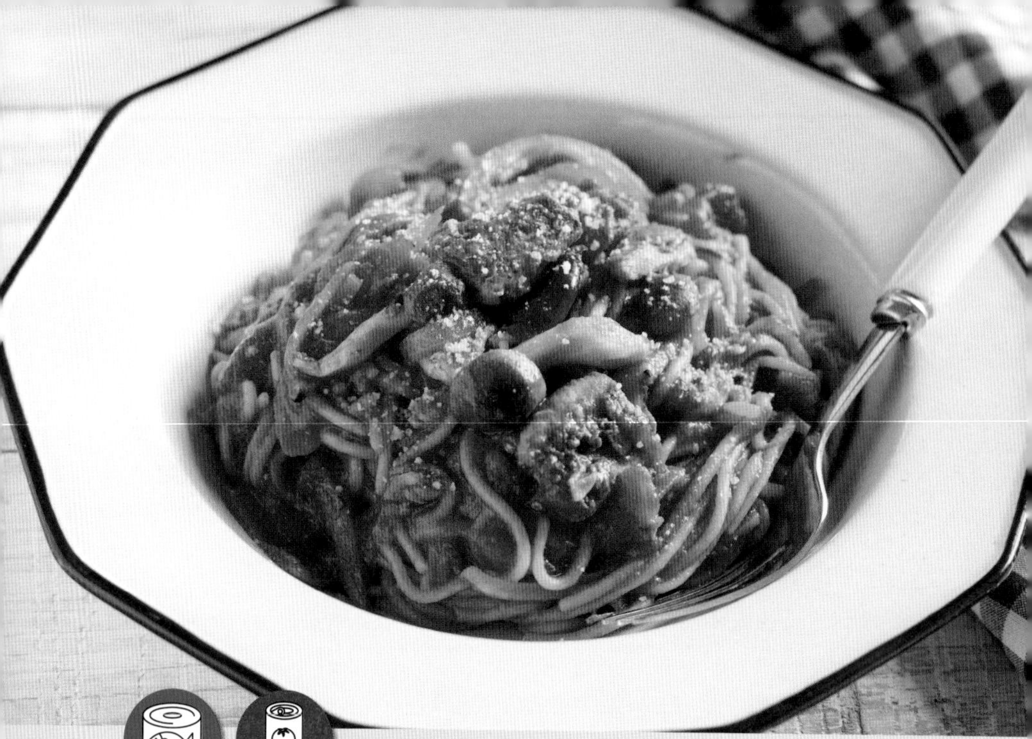

アンチエイジング
血液サラサラ
美肌

いわし　トマト

にんにくと赤唐辛子のきいた
ピリ辛トマトソースがクセになる

カロリー	たんぱく質	糖質
400 kcal	23.2 g	29.8 g

いわし缶のアラビアータ

材料（2人分）

パスタ …… 2束（160g）
いわし缶（水煮） …… 1缶（145g）
カットトマト缶 …… 1缶（400g）
玉ねぎ …… 1/2個
しめじ …… 1パック
にんにく …… 1片
赤唐辛子 …… 1本
塩・こしょう …… 各少々
粉チーズ …… 大さじ1
オリーブ油 …… 大さじ1

1 玉ねぎは薄切りにし、にんにくはみじん切りにする。しめじは石づきを取ってほぐす。パスタは袋の表示通りにゆでる。

2 フライパンにオリーブ油を弱火で熱し、にんにく、赤唐辛子を入れて香りが立ったら、玉ねぎ、しめじを炒める。

3 しんなりしたらトマト缶を加えて軽く水分が飛ぶまで炒め、いわし缶を汁ごと加えて炒め合わせる。

4 パスタを加えてからめ、塩・こしょうで味をととのえ、粉チーズを加えて混ぜる。

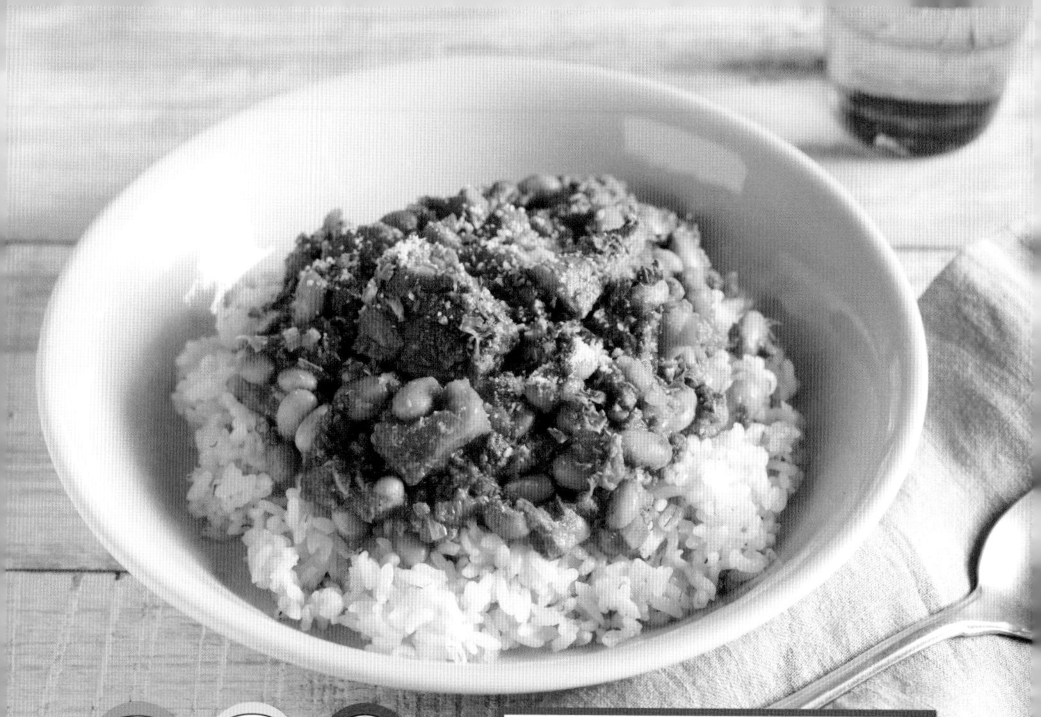

カロリー	たんぱく質	糖質
501 kcal	**28.0** g	**40.9** g

美肌
冷え解消
血液サラサラ

3つの缶詰を使ったお手軽カレー。玉ねぎはよく炒めると甘みがアップ

さば缶と大豆のドライカレー

材料（2人分）

- ごはん …… 茶碗2杯分
- さば缶（水煮）…… 1缶（190g）
- 大豆缶（水煮）…… 1缶（100g）
- 玉ねぎ …… 1/4個
- にんにく …… 1片
- カレー粉 …… 大さじ1と1/2
- Ⓐ カットトマト缶 …… 1/2缶（200g）
  - 顆粒コンソメ …… 小さじ1
  - しょうゆ …… 大さじ1/2
- 粉チーズ …… 大さじ1
- 塩・こしょう …… 各少々
- オリーブ油 …… 大さじ1/2

1 玉ねぎ、にんにくはみじん切りにする。フライパンにオリーブ油を弱火で熱し、にんにくを入れて香りが立ったら、玉ねぎを2～3分炒める。さば缶を汁ごと、大豆缶を加え、さばをほぐしながら炒める。

2 カレー粉を加えて炒め合わせ、Ⓐを加えて水分が飛ぶまで炒める。粉チーズを加えて混ぜ、塩・こしょうで味をととのえる。

3 器にごはんを盛り、2をのせる。好みでパセリのみじん切りを散らす。

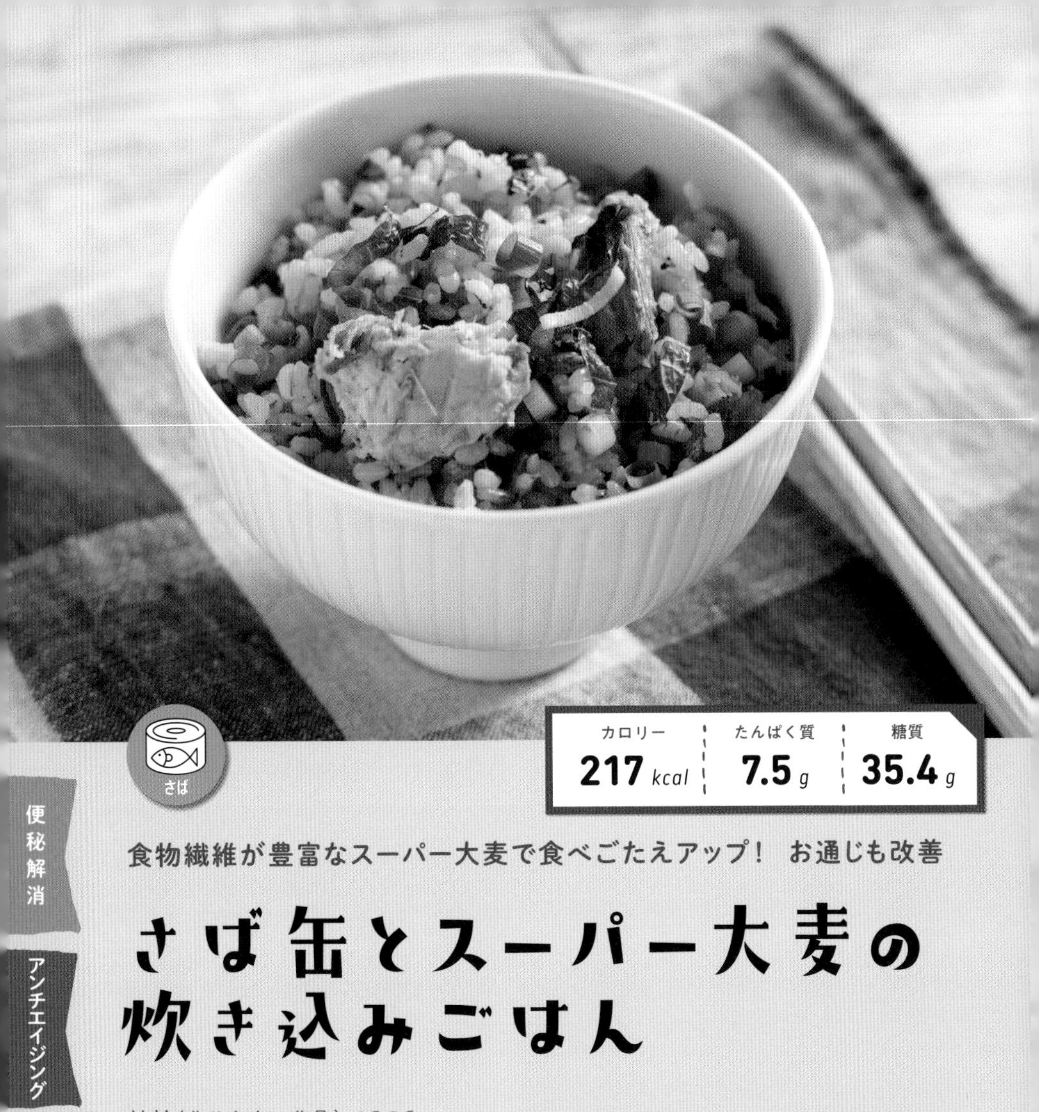

さば

カロリー	たんぱく質	糖質
217 kcal	7.5 g	35.4 g

便秘解消

アンチエイジング

冷え解消

食物繊維が豊富なスーパー大麦で食べごたえアップ！　お通じも改善

さば缶とスーパー大麦の炊き込みごはん

材料（作りやすい分量）

玄米 …. 2合
スーパー大麦 …. 50g
さば缶（水煮） …. 1缶（190g）
青じそ …. 6枚
しょうが …. 1片
麺つゆ（2倍濃縮） …. 大さじ2
小ねぎ（小口切り） …. 適量

1 玄米はさっと洗ってたっぷりの水（分量外）に2時間以上浸けて水気をきる。青じそとしょうがはせん切りにする。

2 炊飯釜に玄米、スーパー大麦、さば缶を汁ごと、麺つゆを加え、2合の目盛りより少し多めの水（分量外）を入れ、玄米モードで炊く。

3 炊き上がったら、青じそ、しょうが、小ねぎを加え、さばをほぐしながら全体を混ぜる。

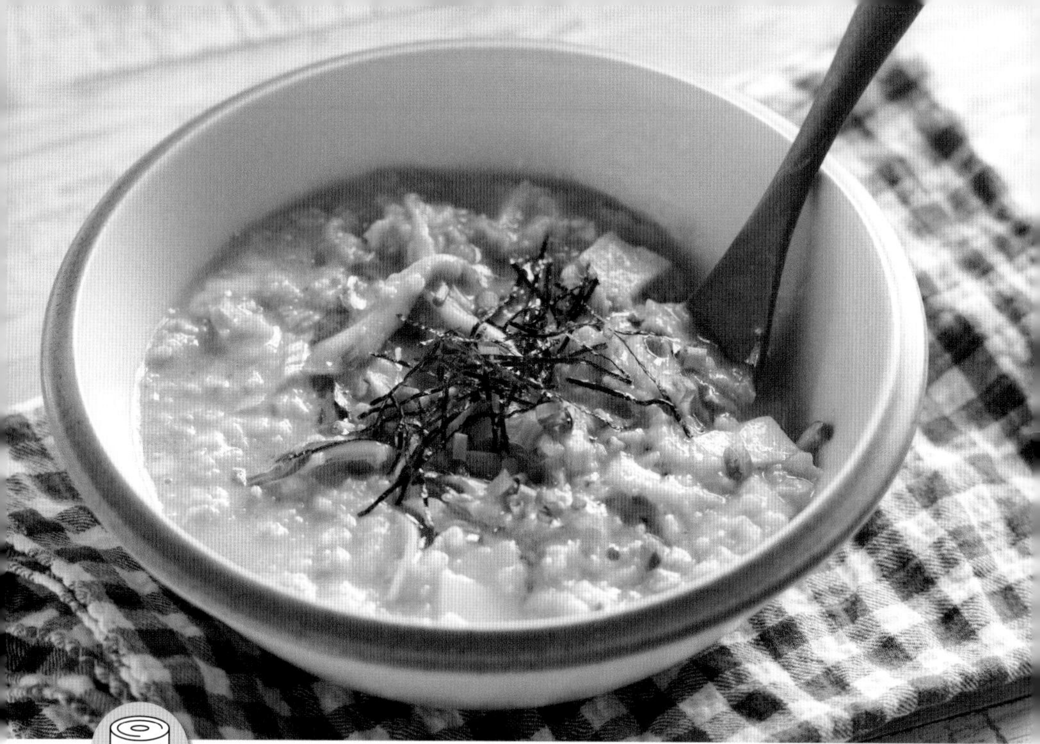

ツナ

カロリー	たんぱく質	糖質
251 kcal	15.7 g	17.9 g

レンジ調理だから手間いらず。
きのこは小さく刻んでなじませて

ツナとオートミールの雑炊

材料（1人分）

オートミール…30g
ツナ缶（水煮）…1/2缶（35g）
好みのきのこ…30g
卵…1個
Ⓐ 水…150ml
　鶏ガラスープの素…小さじ2
小ねぎ（小口切り）・刻みのり
　…各適量
ごま油…適量

1 きのこは小さく刻んで耐熱容器に入れ、オートミール、汁気をきったツナ缶、Ⓐを加え、ラップをかけずに電子レンジで1分加熱する。

2 卵を溶きほぐして1にまわしかけ、再びラップをかけずに1分30秒加熱する。

3 器に盛り、小ねぎ、刻みのりを散らし、ごま油をかける。

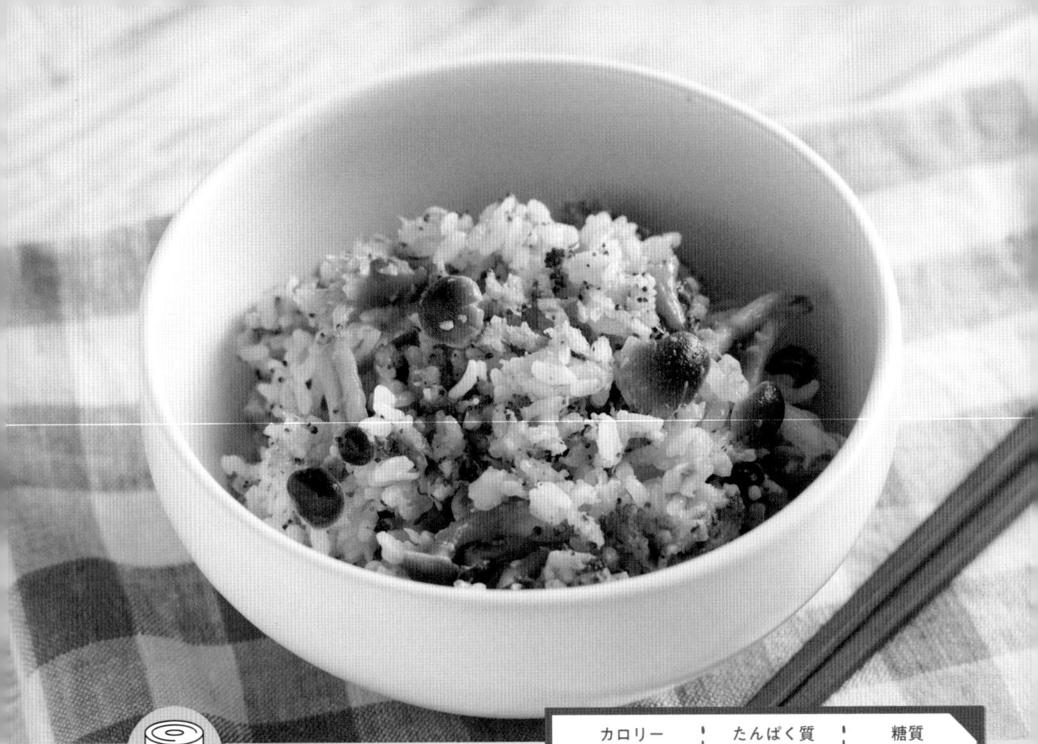

ツナ

カロリー	たんぱく質	糖質
226 kcal	7.0 g	38.6 g

便秘解消

美肌

アンチエイジング

栄養豊富なブロッコリーを丸ごとごはんに混ぜ込んでかさ増しに!

ブロッコリーごはん

材料(2人分)

米 …. 1合
ブロッコリー …. 1/2株
しめじ …. 1/2袋
ツナ缶(水煮) …. 1缶(70g)
Ⓐ 酒 …. 大さじ1/2
鶏ガラスープの素 …. 小さじ1
オリーブ油 …. 大さじ1/2
塩・こしょう …. 各適量

1 米は研いで炊飯釜に入れ、水(分量外)を1合の目盛りまで注ぎ、約30分浸水させる。ブロッコリーは房と茎に切り分ける。しめじは食べやすい大きさにほぐす。

2 米を浸水させた水から大さじ2と1/2分を捨て、Ⓐを加える。汁気をきったツナ缶を加えて混ぜ、ブロッコリー、しめじを加え、普通モードで炊く。

3 炊き上がったら、ブロッコリーをほぐしながら全体をよく混ぜ、オリーブ油をまわしかけ、塩・こしょうで味をととのえる。

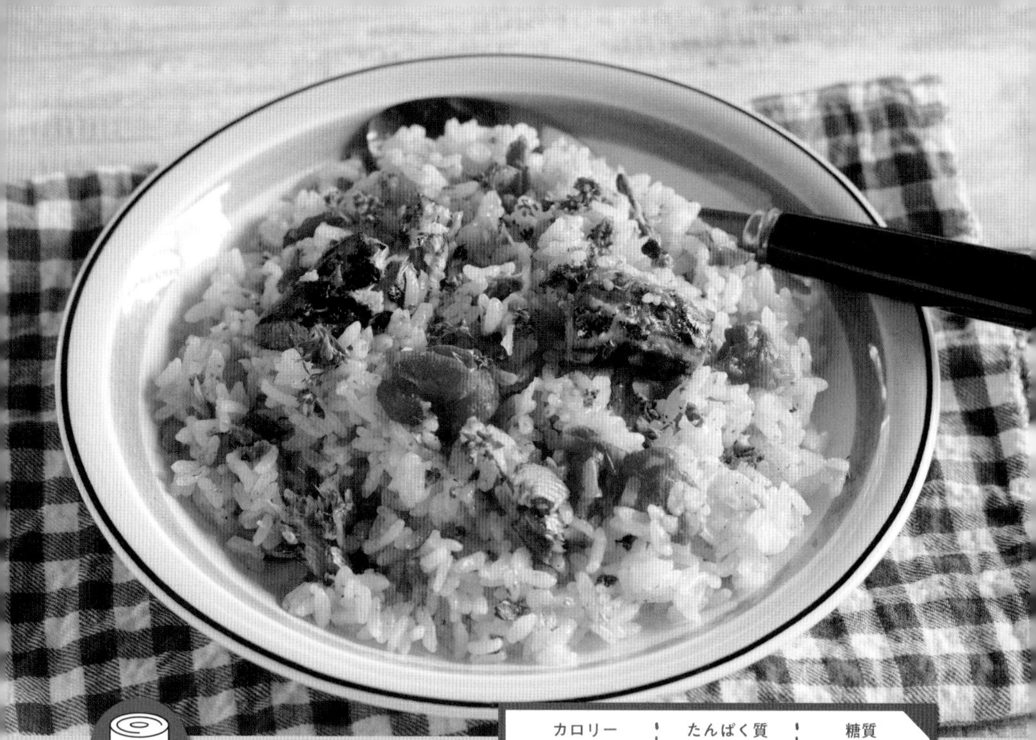

いわし

カロリー	たんぱく質	糖質
201 kcal	**6.1** g	**32.9** g

便秘解消

むくみ解消

アンチエイジング

コンソメでピラフ風に。食物繊維が豊富な切り干し大根で風味アップ

いわし缶の洋風炊き込みごはん

材料（2～3人分）

米……2合
いわし缶（水煮）
……1缶（160g）
ミニトマト……8個
切り干し大根……10g
顆粒コンソメ……小さじ2
バター……10g

1 米は研いでたっぷりの水（分量外）に約30分浸けて水気をきる。ミニトマトはヘタを取る。切り干し大根は調理バサミで約1cm長さに切る。

2 炊飯釜に米といわし缶の缶汁、顆粒コンソメを入れ、2合の目盛りまで水（分量外）を注ぐ。いわしの身、ミニトマト、切り干し大根を加え、普通モードで炊く。

3 炊き上がったらバターを加え、全体をよく混ぜる。好みでパセリのみじん切りを散らす。

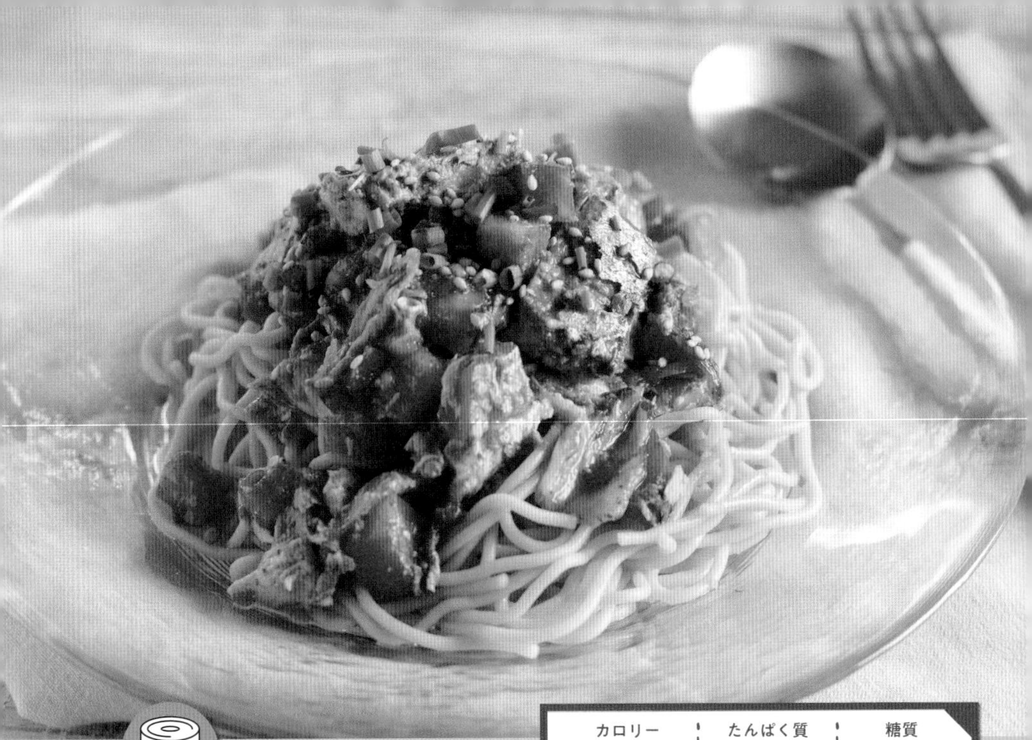

さば

カロリー	たんぱく質	糖質
388 kcal	24.1 g	21.3 g

血液サラサラ
便秘解消
アンチエイジング

トマトの酸味とキムチの辛味が食欲をそそる。夏にぴったりの1皿

さば缶トマトキムチの冷製パスタ

材料（2人分）

パスタ……2束（160g）
さば缶（水煮）……1缶(190g)
トマト……小1個
白菜キムチ……80g
Ⓐ ごま油……大さじ1
　しょうゆ……小さじ1
小ねぎ（小口切り）……適量
白いりごま……適量

1 さば缶は軽く缶汁をきり、食べやすい大きさにほぐす。トマトは1cm角に切る。

2 ボウルに1とキムチを入れ、Ⓐを加えてあえる。

3 パスタを袋の表示通りにゆで、氷水で締めて水気をよくきり、器に盛る。2と小ねぎをのせ、ごまを散らす。

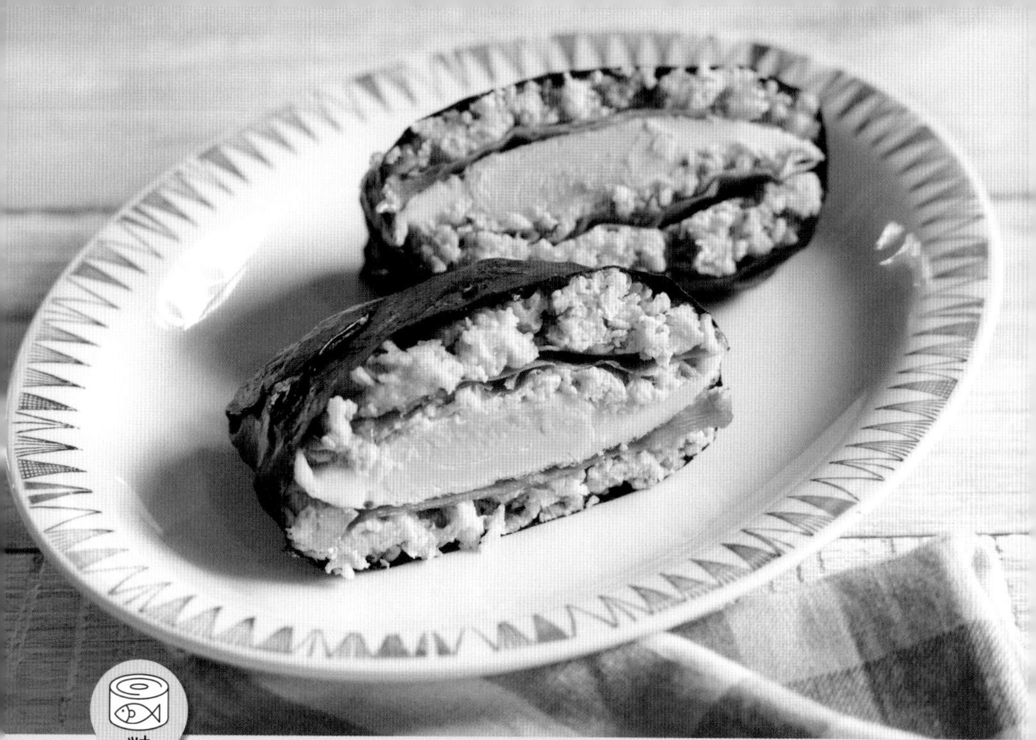

ツナ

オートミール、目玉焼き、ツナ、レタスを挟んでヘルシーに。朝食やランチにも◎

ツナと卵のおにぎらず

材料（1個分）

オートミール …… 40g
水 …… 75ml
卵 …… 1個
ツナ缶（水煮）…… 1/2缶（35g）
レタス …… 1枚
焼きのり（全形）…… 1枚
塩・こしょう …… 各少々
オリーブ油 …… 適量

1 耐熱ボウルにオートミールと水を入れて、ラップをかけずに電子レンジで1分30秒ほど加熱し、塩少々（分量外）を加えて軽く混ぜる。フライパンにオリーブ油を中火で熱し、卵を割り入れて塩・こしょうを振り、目玉焼きを作る。

2 まな板にラップを広げ、角を正面にして焼きのりを置く。真ん中に1のオートミールの半量をのせる。

3 半分に切ったレタス、目玉焼き、汁気をきったツナ缶を順にのせ、好みでマヨネーズをかける。残りのレタスを重ね、残りのオートミールをのせる。

4 のりの角を前後、左右の順に折りたたみ、閉じ目を下にしてラップで包み、5分ほどなじませる。包丁でラップの上から半分に切る。

カロリー	たんぱく質	糖質
283 kcal	16.8 g	24.0 g

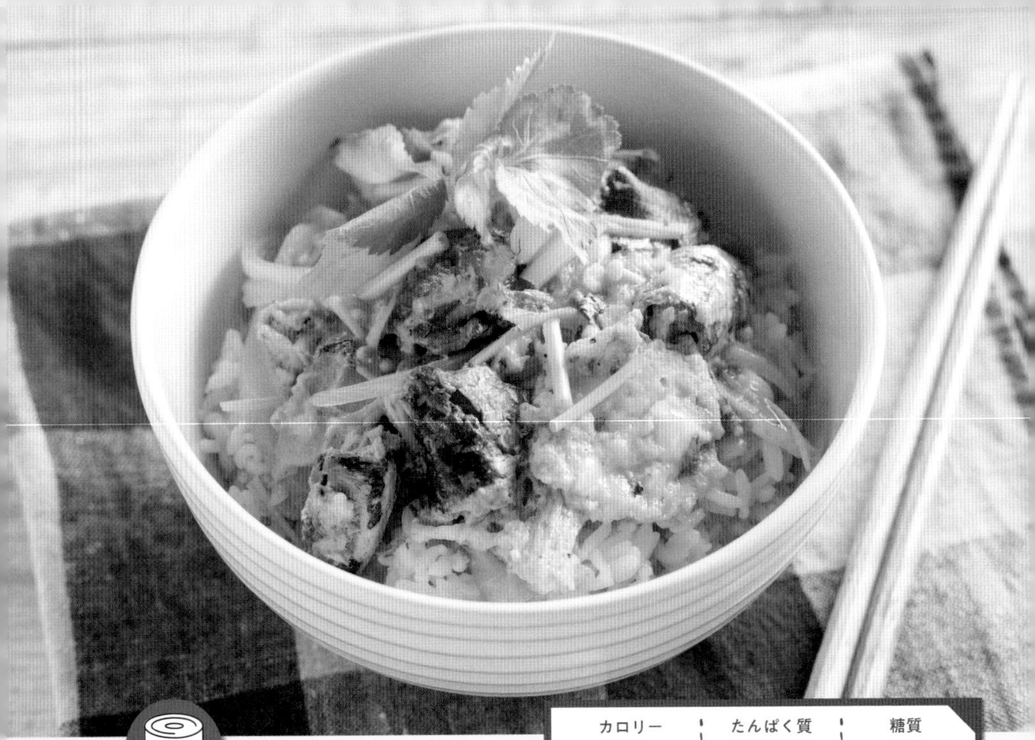

いわし

カロリー	たんぱく質	糖質
474 kcal	25.6 g	43.2 g

だしのきいた甘辛味で親子丼風。鶏肉の代わりに缶詰を使って時短！

いわし缶の卵とじ丼

材料（2人分）

ごはん……茶碗2杯分
いわし缶（水煮）……1缶（145g）
卵……3個
玉ねぎ……1/2個
えのき……1/2株（50g）
三つ葉……適量
Ⓐ 水……100ml
しょうゆ・みりん……各大さじ2
顆粒だし……小さじ2

1 玉ねぎは薄切りにする。えのきは根元を切り落として3cm長さに切り、三つ葉は1cm長さに切る。卵は溶きほぐす。

2 小さめのフライパンにⒶ、いわし缶の缶汁、玉ねぎ、えのきを入れ、玉ねぎがしんなりするまで中火で煮る。

3 いわしの身を加えて軽くほぐし、卵をまわし入れる。強火にし、卵が半熟状になったら火を止める。

4 器にごはんを盛り、3をのせて三つ葉を散らす。

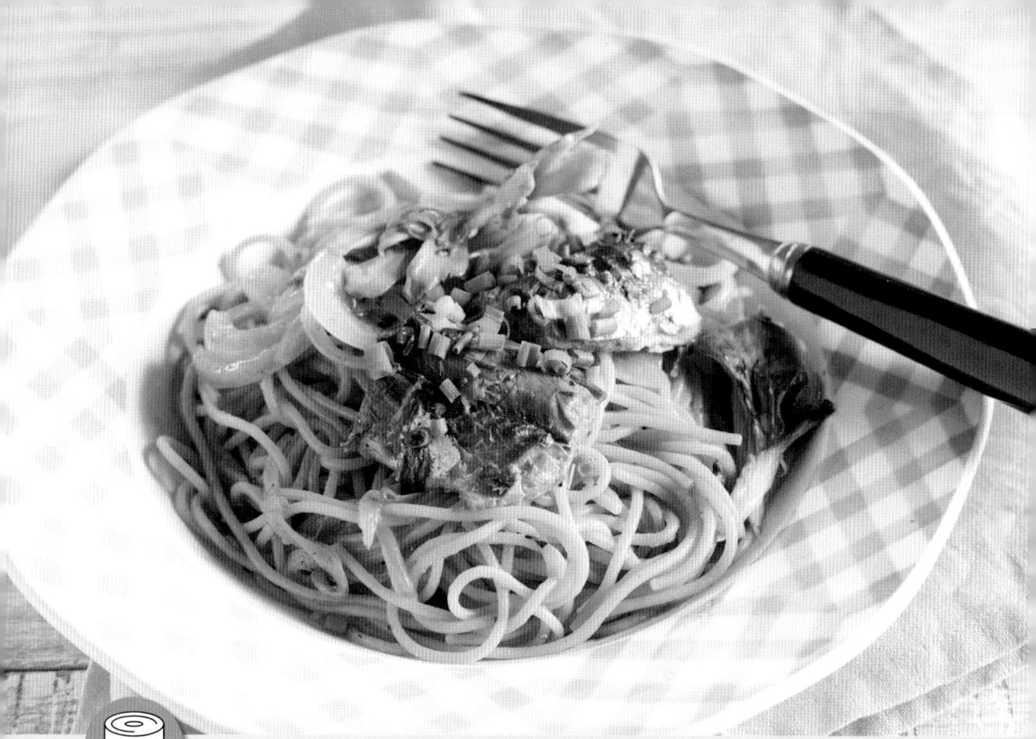

さば

カロリー	たんぱく質	糖質
360 kcal	23.4 g	22.3 g

素材の味を生かしたシンプルなパスタ。うまみたっぷりのさばの缶汁も調味料として使って

さば缶とまいたけのパスタ

材料（2人分）

パスタ …. 2束（160g）
さば缶（水煮）…. 1缶（190g）
玉ねぎ …. 1/2個
まいたけ …. 1株
にんにく …. 1片
顆粒コンソメ …. 小さじ2
塩・こしょう …. 各適量
オリーブ油 …. 適量

1 玉ねぎは薄切りにし、まいたけは一口大にほぐす。にんにくはみじん切りにする。パスタは袋の表示通りにゆでる。

2 フライパンにオリーブ油、にんにくを入れて弱火で熱し、香りが立ったら、玉ねぎ、まいたけ、さば缶の身を加え、炒める。

3 パスタを加えてからめ、コンソメ、さば缶の缶汁を加えて混ぜ、塩・こしょうで味をととのえる。

血液サラサラ
むくみ解消
アンチエイジング

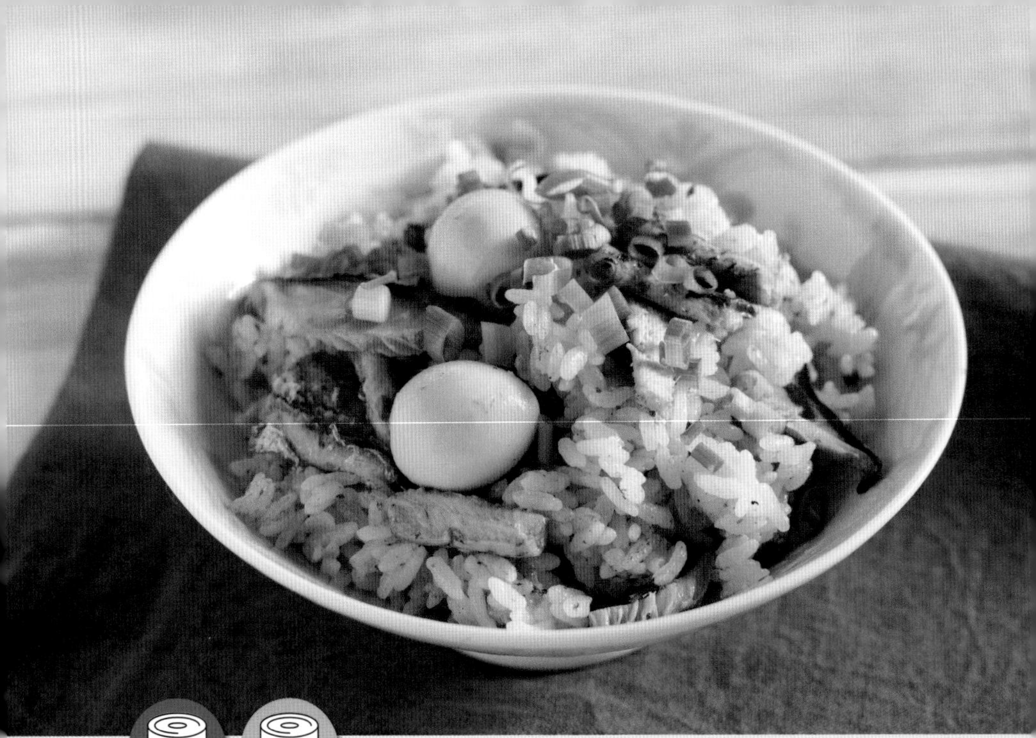

いわし うずら

うずらの卵で中華おこわ風に。
だしが出る干ししいたけでうまみ◎

カロリー	たんぱく質	糖質
199 kcal	6.8 g	32.6 g

いわし缶とうずら卵の中華風炊き込みごはん

材料（2～3人分）

- 米 …… 2合
- いわし缶（水煮）…… 1缶（145g）
- うずら卵缶（水煮）…… 1缶（45g）
- 干ししいたけ（スライス）…… 5g
- Ⓐ 鶏ガラスープの素 …… 小さじ2
  - 酒 …… 大さじ1
  - しょうが（すりおろし）…… 小さじ1
  - しょうゆ …… 小さじ2
- 小ねぎ（小口切り）…… 適量

1 米は研いでたっぷりの水（分量外）に約30分浸けて水気をきる。

2 炊飯釜に米、いわし缶の缶汁、Ⓐを入れて混ぜ、2合の目盛りまで水（分量外）を注ぐ。いわしの身、うずら卵、干ししいたけを加えて普通モードで炊く。

3 炊き上がったら全体をよく混ぜて器に盛り、小ねぎを散らす。

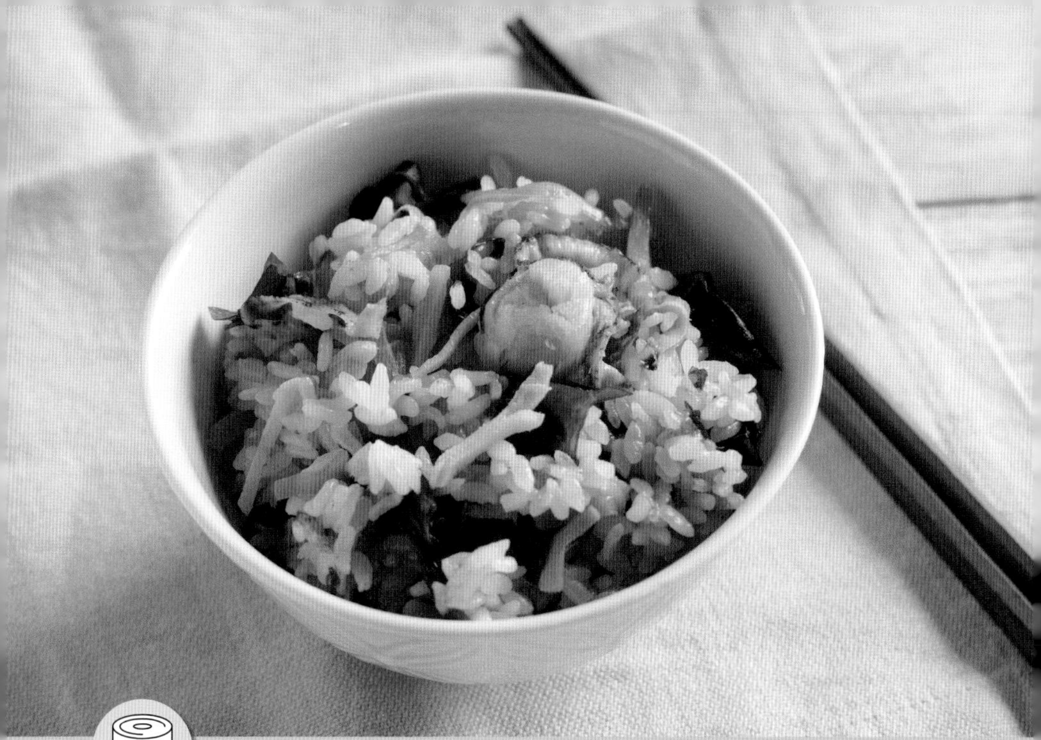

ホタテ貝柱

カロリー	たんぱく質	糖質
166 kcal	3.3 g	33.7 g

ホタテ缶のだしがごはんに合う。
ミネラル豊富なわかめも加えて

ホタテ貝柱缶とわかめの炊き込みごはん

材料（2～3人分）

米 …. 2合
ホタテ貝柱缶（水煮）…. 1缶
（固形量30g、内容量70g）
にんじん …. 1/3本
しょうが …. 1片
乾燥わかめ …. 大さじ1
Ⓐ しょうゆ …. 大さじ2
酒・みりん …. 各大さじ1

1 米は研いでたっぷりの水（分量外）に約30分浸けて水気をきる。にんじんは細切りにし、しょうがはせん切りにする。

2 炊飯釜に米とⒶ、ホタテ缶の缶汁を入れ、2合の目盛りまで水（分量外）を入れる。

3 ホタテ貝柱、にんじん、しょうが、乾燥わかめを加え、普通モードで炊く。炊き上がったら、全体をよく混ぜる。

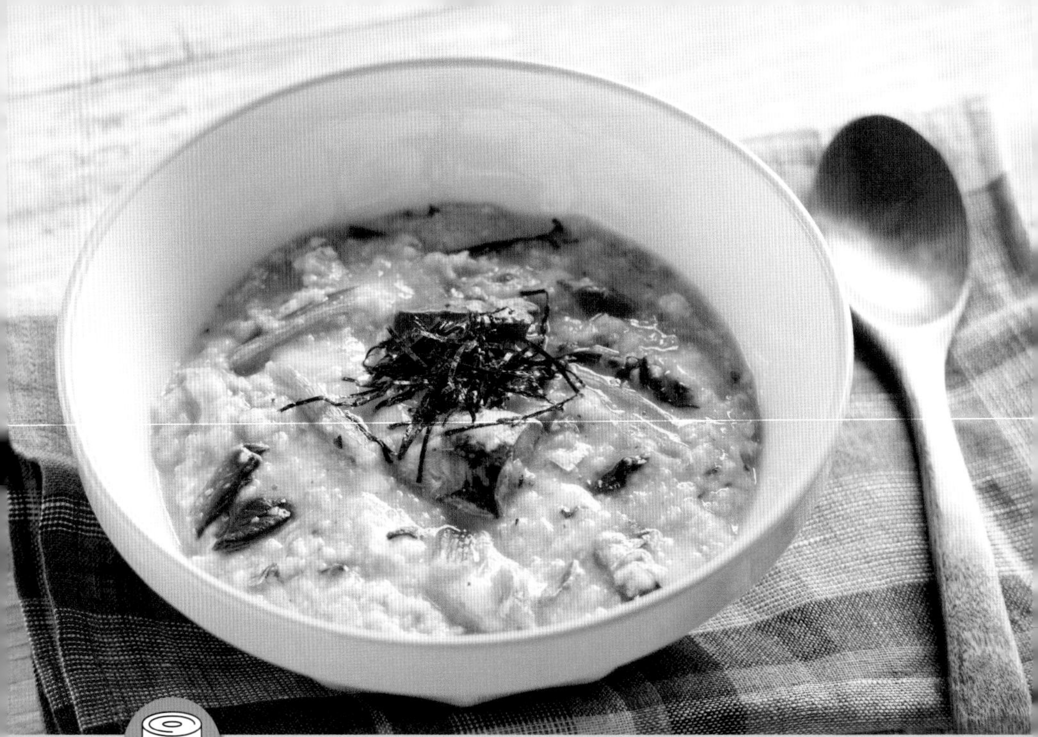

アンチエイジング
血液サラサラ
筋力アップ

さば

カロリー	たんぱく質	糖質
286 kcal	22.4 g	17.6 g

さば缶と冷凍野菜で包丁いらず。
鶏ガラであっさりやさしい味に

さば缶のオートミール粥

材料（1人分）

- オートミール ‥‥ 30g
- さば缶（水煮） ‥‥ 1/2缶（95g）
- 冷凍ほうれん草 ‥‥ 25g
- Ⓐ 水 ‥‥ 180ml
- 　 鶏ガラスープの素 ‥‥ 5g
- 卵白 ‥‥ 1個分
- 刻みのり ‥‥ 適量

1 鍋にオートミール、さば缶を汁ごと、ほうれん草、Ⓐを入れて中火にかける。

2 オートミールが好みの硬さになるまで煮たら、溶いた卵白をまわし入れ、ふたをして弱めの中火で2分煮る。

3 器に盛り、刻みのりを散らす。

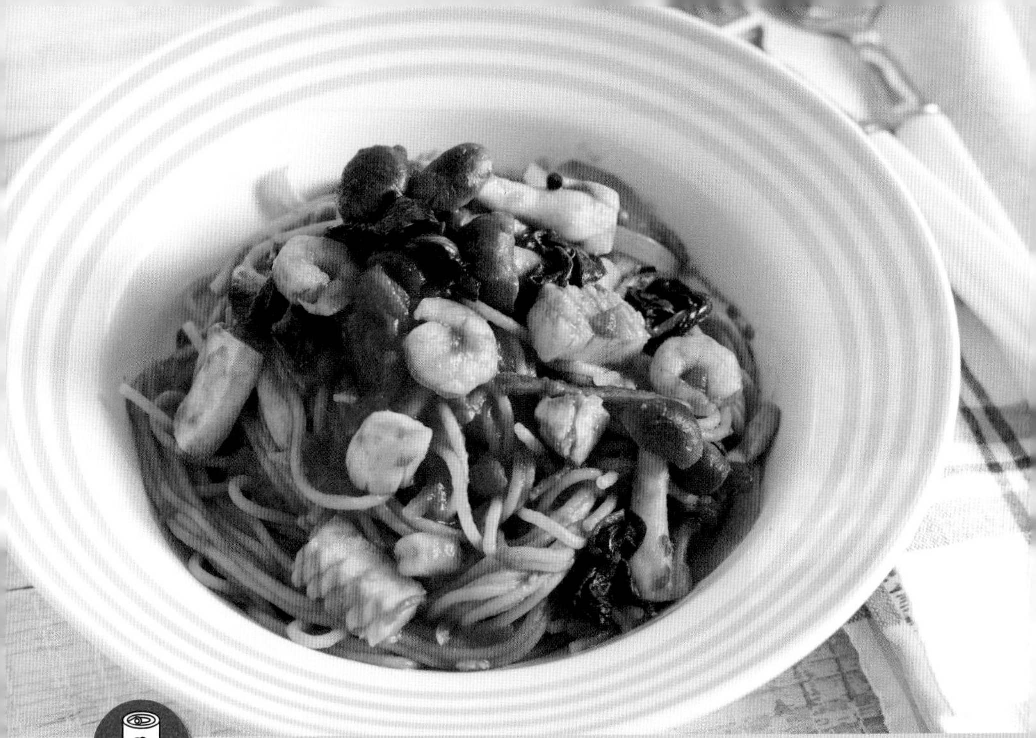

トマト

きのこ×野菜×魚介のうまみで、
糖質オフなのにお腹は満足！

カロリー	たんぱく質	糖質
304 kcal	16.5 g	30.1 g

美肌

アンチエイジング

むくみ解消

魚介たっぷりペスカトーレ

材料（2人分）

パスタ …… 2束（160g）
トマト缶（ホール）…… 1缶（400g）
シーフードミックス（冷凍）…… 80g
玉ねぎ …… 1/2個
しめじ …… 1パック（100g）
にんにく …… 1片
冷凍ほうれん草 …… 40g
顆粒コンソメ …… 小さじ1
塩・こしょう …… 各適量
オリーブ油 …… 大さじ1

1 シーフードミックスは解凍する。玉ねぎは薄切りにし、しめじはほぐす。にんにくはみじん切りにする。パスタは袋の表示通りにゆでる。

2 フライパンにオリーブ油を弱火で熱し、にんにくを入れて香りが立ったら、玉ねぎ、シーフードミックス、しめじを加えて炒める。

3 火が通ったら、トマト缶を加えてつぶしながら混ぜ、温まったらほうれん草を加える。コンソメを加えて混ぜ、塩・こしょうで味をととのえる。パスタを加え、からめる。味をみて足りなければ、塩・こしょうで調整する。

Column 4

これが正解◎ 缶詰の選び方

今は缶詰だけでもたくさんの種類があり、どれを選べばいいか迷うことも。買うときに、おさえておきたいポイントを紹介します。

添加物が入っていないものを

缶詰を選ぶときは、缶に記載されている原材料をしっかりチェックしましょう。ダイエットや健康を意識するなら、添加物や甘味料が入っているものは避けるのがベストです。カロリーや、たんぱく質や脂質などの栄養価も数値で表示されているので摂取量の目安になります。

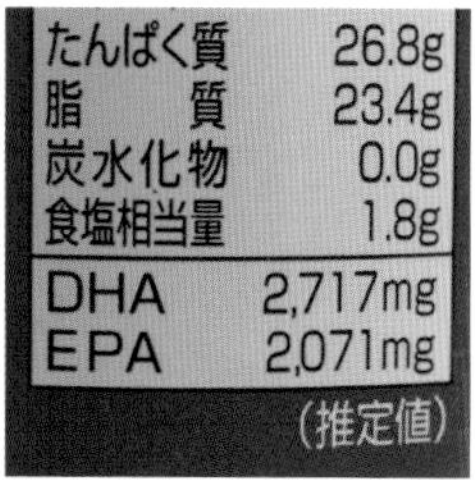

さばやさけなど魚の缶詰はEPA・DHAの含有量をチェック。秋〜冬に水揚げされた魚の方が含有量が多いのでおすすめ。

余計な味つけのない水煮缶を

味噌煮などは砂糖が使われているものも多いので、素材と塩のみの水煮缶が◎。アレンジしやすく汎用性も高いです。ダイエットはおいしいと思えなかったら続けられません。同じ缶詰でも銘柄によって味が違うので、いろいろ試してお気に入りを見つけてみてください。

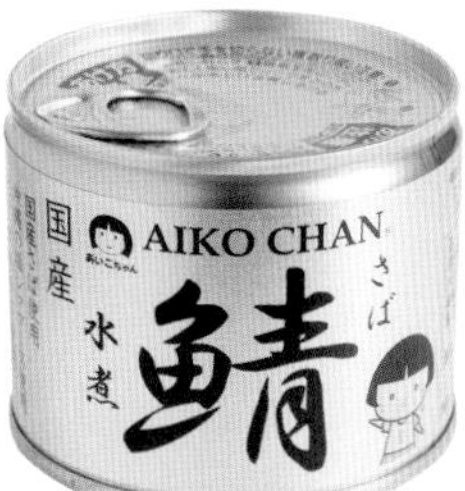

さば缶メーカーで私のお気に入りはAIKO CHAN（あいこちゃん）。原材料がシンプルで、魚の生臭さがなくおいしいです。

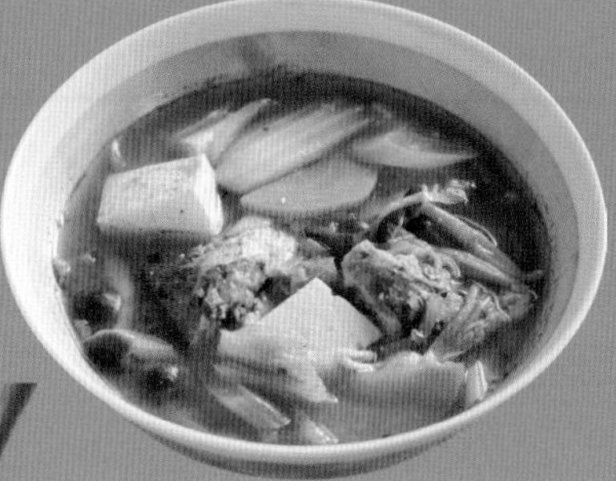

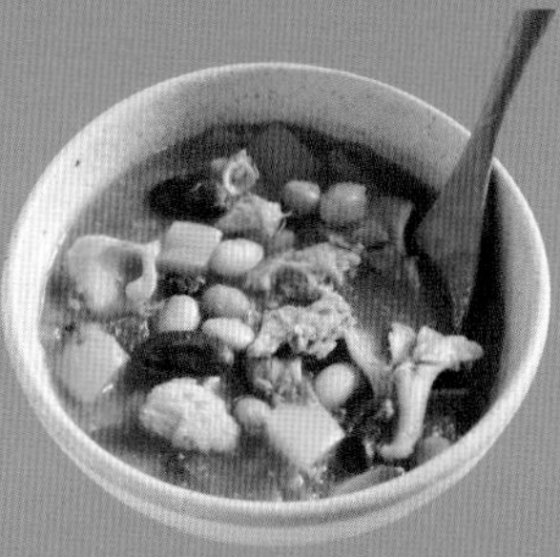

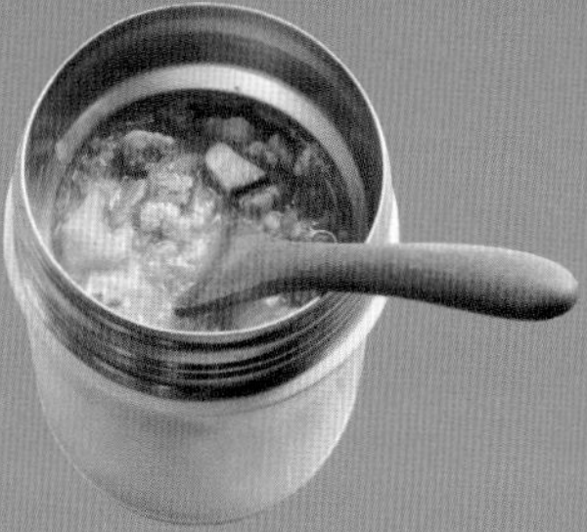

5

缶詰の栄養まるごと！

スープ＆鍋

具だくさんのスープや鍋は、おかず代わりにもなり、
栄養満点！　缶詰なら煮る時間も短く、
いいだしが出たスープは
至福の味わいに。

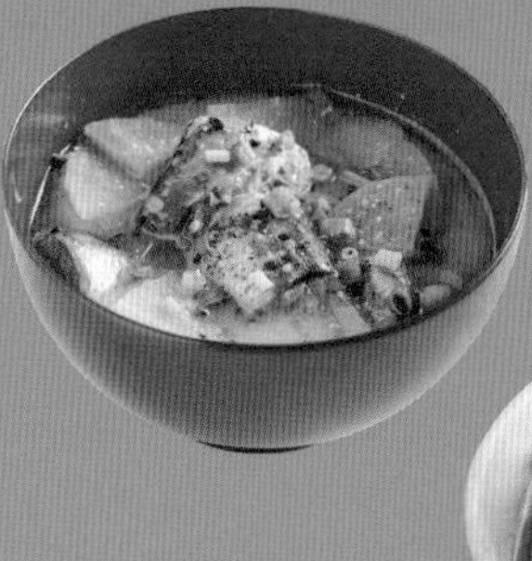

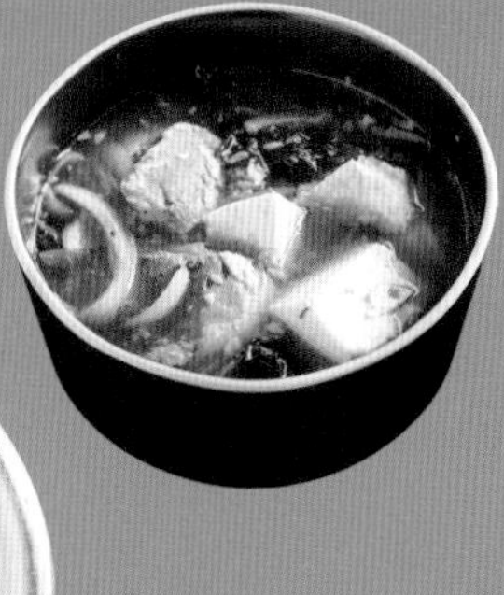

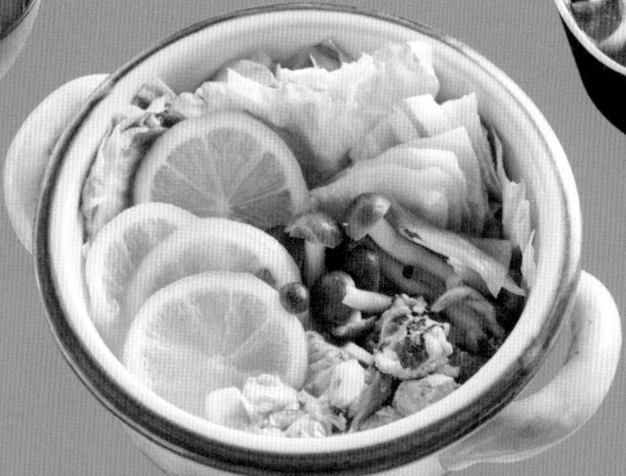

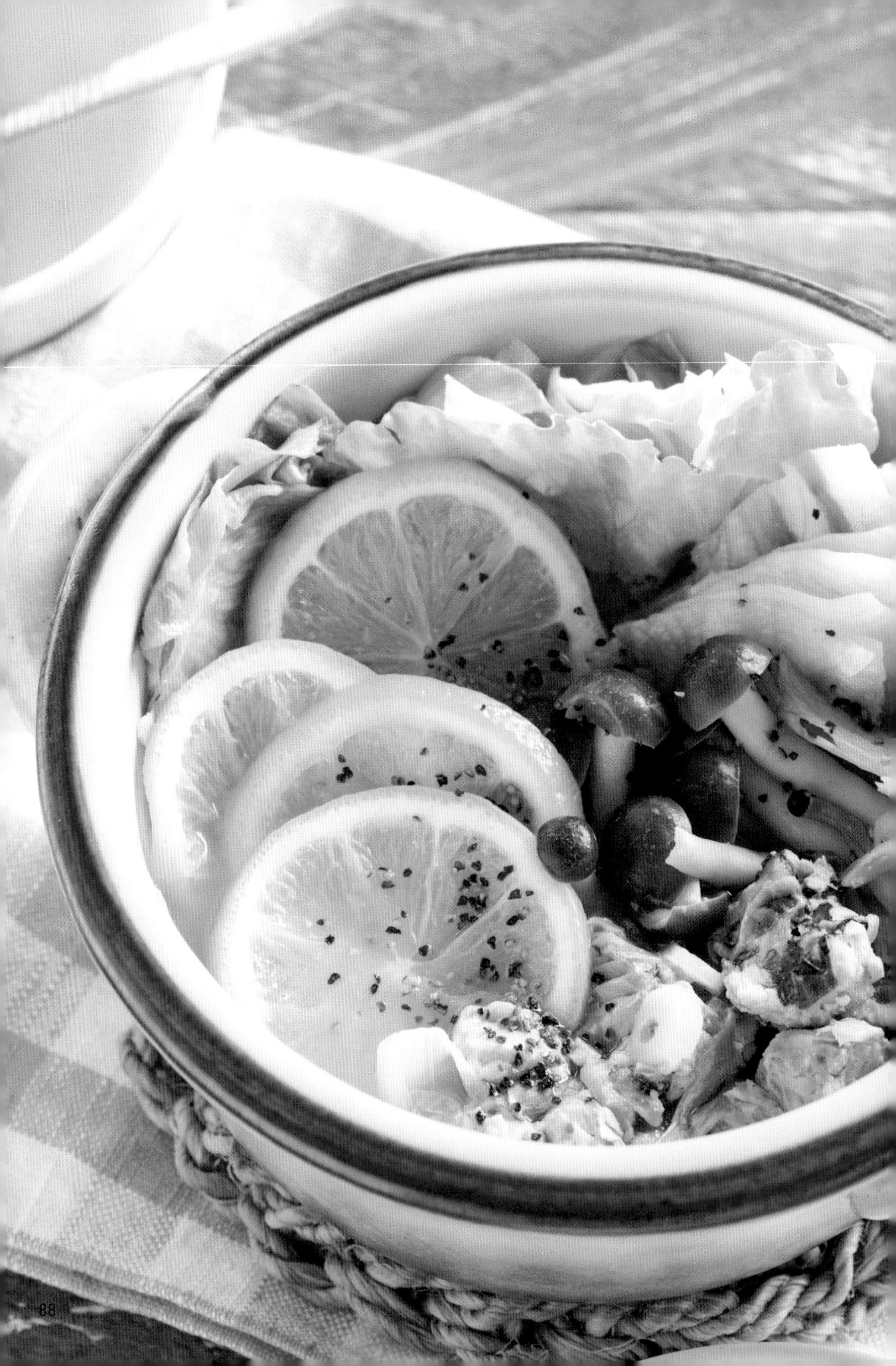

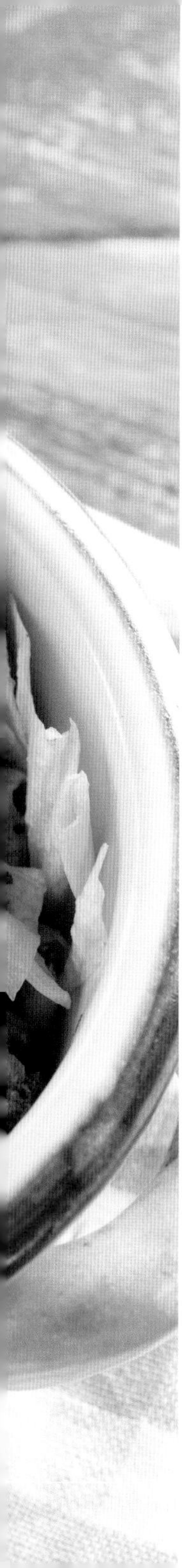

カロリー	たんぱく質	糖質
98 kcal	9.2 g	2.3 g

さけ

レモンの酸味でさっぱり食べられる。
シャキシャキのレタスがおいしい

さけ缶とレタスのレモン鍋

材料（2人分）

さけ缶（水煮）…… 1缶（90g）
レタス …… 1/2個
レモン …… 1/2個
しめじ …… 1/2袋（50g）
にんにく …… 1片
Ⓐ 水 …… 200ml
　塩 …… 小さじ1/3
　顆粒だし …… 小さじ1
粗びき黒こしょう …… 適量

1 レタスはざく切りにし、レモンは薄い輪切りにする。しめじは石づきを取ってほぐす。にんにくは薄切りにする。

2 鍋にⒶを入れて中火にかけ、煮立ったらレタス、にんにく、しめじ、さけ缶を汁ごと加えて5分ほど煮る。

3 レモンを加えてひと煮立ちさせ、黒こしょうを振る。好みでオリーブ油をまわしかける。

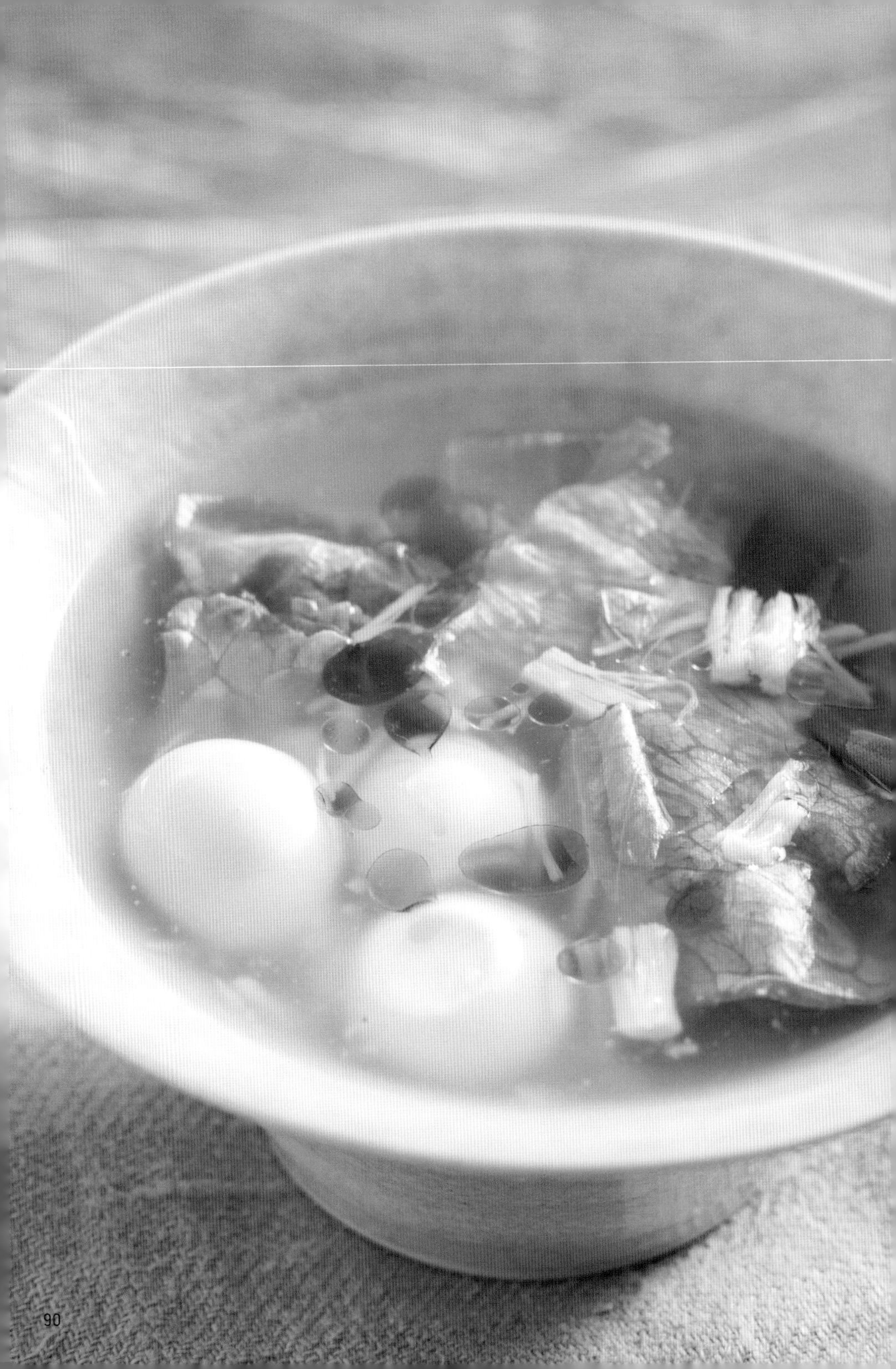

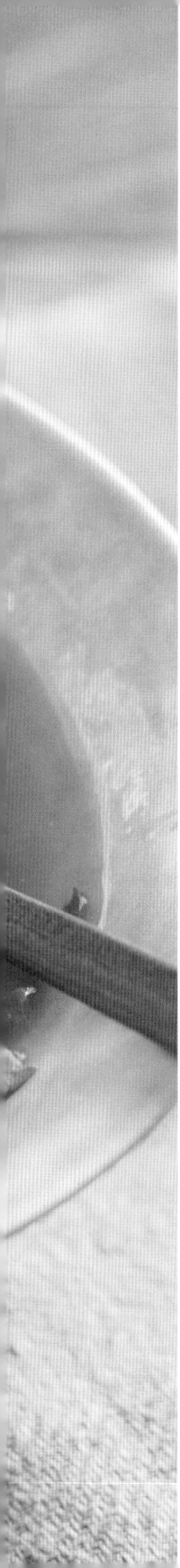

カロリー	たんぱく質	糖質
70 kcal	4.6 g	1.1 g

ホタテ缶のうまみでだしいらず。
うずら卵は代謝を助けるビタミンが豊富

ホタテとレタスとうずら卵のスープ

材料（2人分）

ホタテ貝柱缶（水煮）…… 1缶
（固形量30g、内容量70g）
レタス …… 3枚
うずら卵缶（水煮）…… 1缶（45g）

Ⓐ 水 …… 400ml
酒 …… 小さじ2
しょうが（すりおろし）…… 小さじ1/2

塩・こしょう …… 各少々
ごま油 …… 小さじ1/2

1 レタスは食べやすい大きさにちぎる。

2 鍋にⒶ、ホタテ缶を汁ごと、うずら卵を入れ、中火にかける。煮立ったら火を止めてレタスを加え、塩・こしょうで味をととのえる。

3 器に盛り、ごま油をまわしかける。

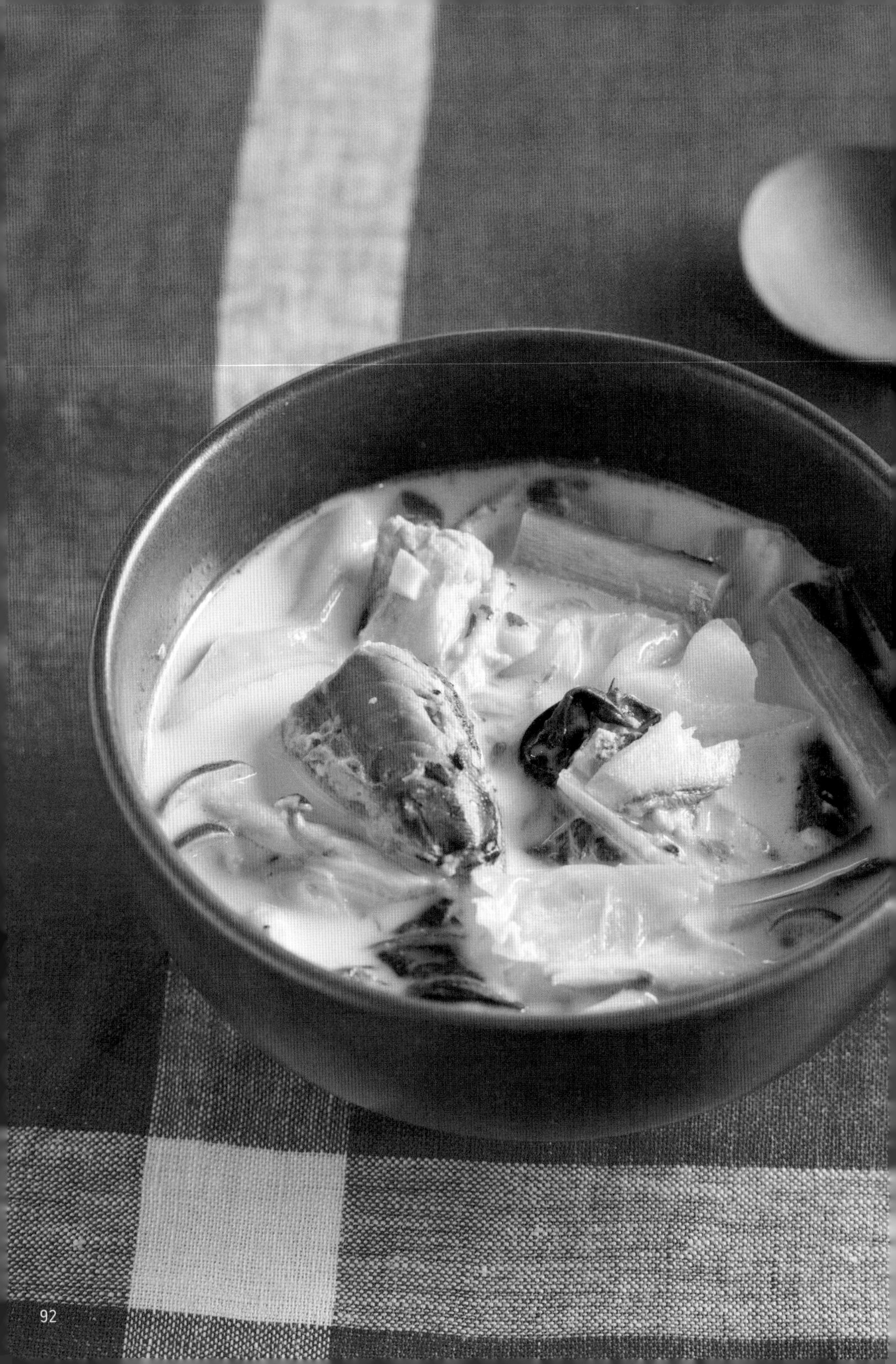

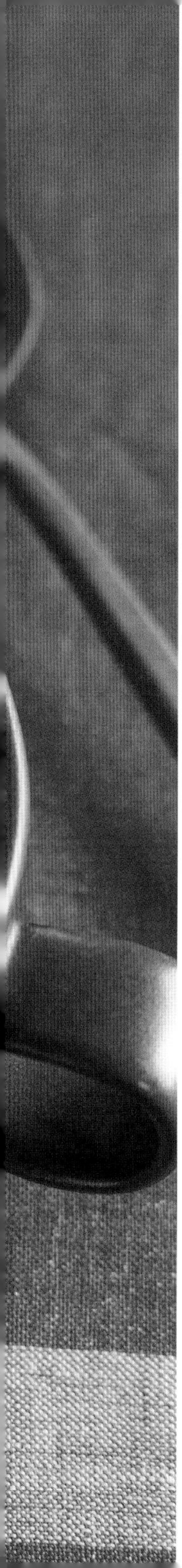

カロリー	たんぱく質	糖質
300 kcal	23.0 g	4.1 g

さば

さばと野菜が豆乳スープでまろやかに。
味噌は最後に加えて風味をプラス

さば缶の豆乳味噌スープ

材料（2人分）

さば缶（水煮）……1缶（190g）
キャベツ……1枚
小松菜……1束
しめじ……1/2袋
にんにく……1片
しょうが……5g

Ⓐ 豆乳（無調整）……300ml
水……100ml
しょうゆ……小さじ1
味噌……大さじ1
ごま油……小さじ2

1 キャベツは一口大にちぎる。小松菜はざく切りにし、しめじは石づきを取ってほぐす。にんにく、しょうがはみじん切りにする。

2 鍋にごま油を弱火で熱し、にんにく、しょうがを入れて香りが立つまで炒める。

3 キャベツ、小松菜、しめじ、さば缶を汁ごと、Ⓐを加え、さばを軽くほぐしながら中火で3分ほど煮る。火を止め、味噌を溶き入れる。

さば

カロリー	たんぱく質	糖質
243 kcal	21.1 g	10.0 g

クセになる、うま辛の韓国料理。
あさりの代わりにさば缶のうまみをプラス

さば缶スンドゥブチゲ

材料（2人分）

さば缶（水煮）…‥1缶（190g）
木綿豆腐…‥1/3丁（100g）
玉ねぎ…‥1/2個
冷凍ほうれん草…‥50g
水…‥150ml
Ⓐ コチュジャン…‥大さじ1と1/2
鶏がらスープの素…‥小さじ2
エリスリトール…‥大さじ1
しょうゆ…‥大さじ1と1/2
にんにく（すりおろし）…‥好みの量

1 玉ねぎは薄切りにする。Ⓐは混ぜ合わせておく。

2 鍋に玉ねぎ、ほうれん草、水、Ⓐを入れて中火にかけ、しっかり煮立たせる。

3 野菜がしんなりしてきたら豆腐を崩しながら加え、さば缶を汁ごと加えて混ぜ、軽く煮る。

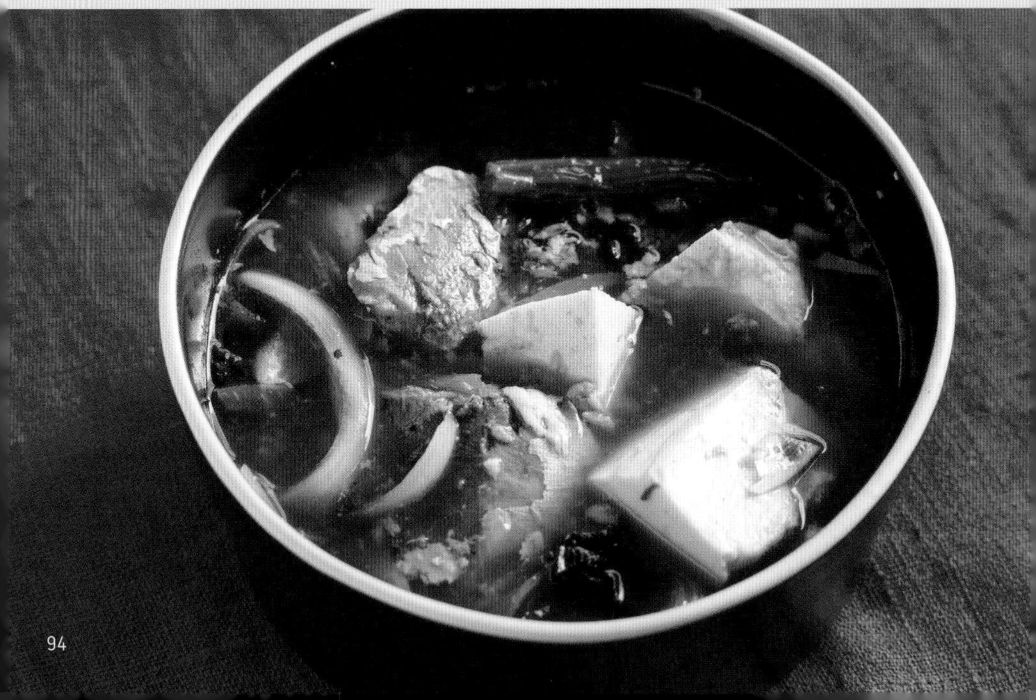

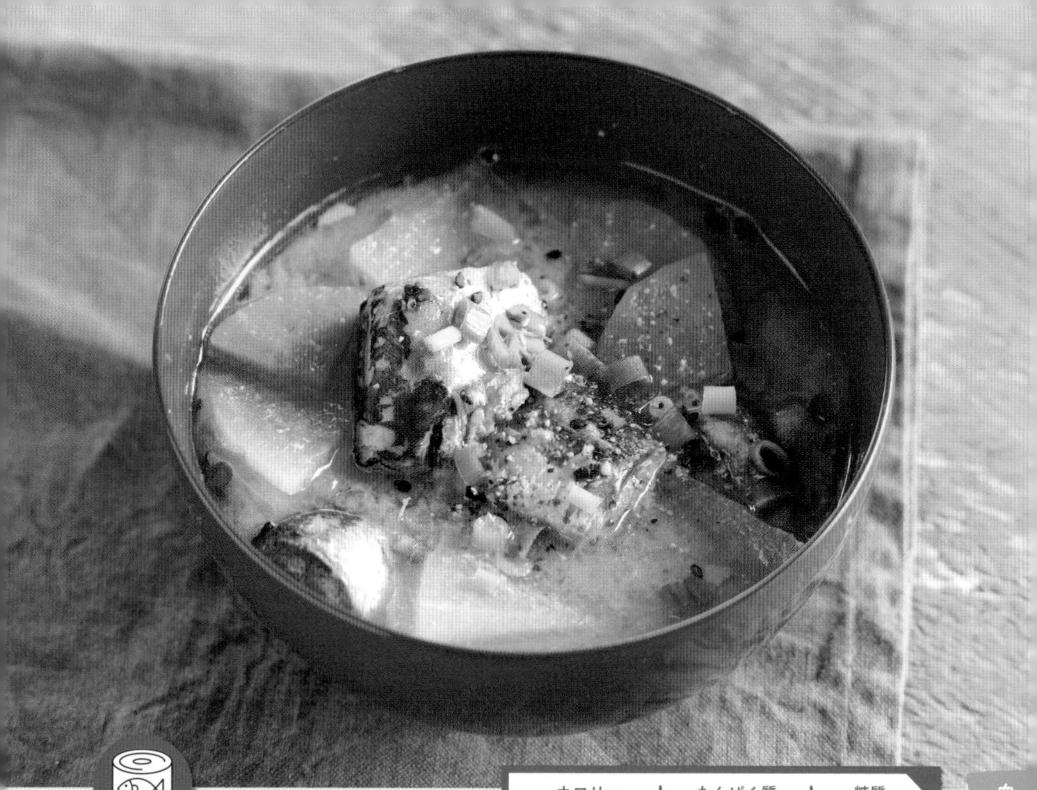

いわし

カロリー	たんぱく質	糖質
172 kcal	14.7 g	5.3 g

団子状にしないからラクチン。
いわし缶でつみれ汁が手軽に

いわし缶でつみれ汁風

材料（2人分）

いわし缶（水煮）…… 1缶（145g）
大根 …… 4cm
にんじん …… 3cm
しょうが（すりおろし）…… 小さじ1
水 …… 500ml
味噌 …… 大さじ2
小ねぎ（小口切り）…… 適量

1 大根、にんじんはいちょう切りにする。

2 鍋に1と水、しょうが、いわし缶を汁ごと入れ、野菜に火が通るまで煮る。

3 火を止めて味噌を溶かし入れる。器に盛って小ねぎを散らし、好みで七味唐辛子を振る。

血液サラサラ
美肌
冷え解消

さば

カロリー	たんぱく質	糖質
200 kcal	16.5 g	6.0 g

大根おろしでさっぱり。にんじんは
ピーラーでスライスして煮る時間も短縮

さばと水菜のみぞれ鍋

材料（2人分）

さば缶（水煮）…1缶（190g）
大根…5cm
にんじん…1/2本
水菜…1/4束
Ⓐ 水…200ml
みりん…小さじ2
顆粒だし…小さじ1
しょうが（すりおろし）…小さじ1/2

1 大根はすりおろす。にんじんはピーラーでリボン状にスライスする。水菜は4cm長さに切る。

2 鍋にⒶとさば缶の缶汁、大根おろし、にんじんを入れて中火にかける。

3 にんじんに火が通ったら、さばの身、水菜を加え、さっと煮る。

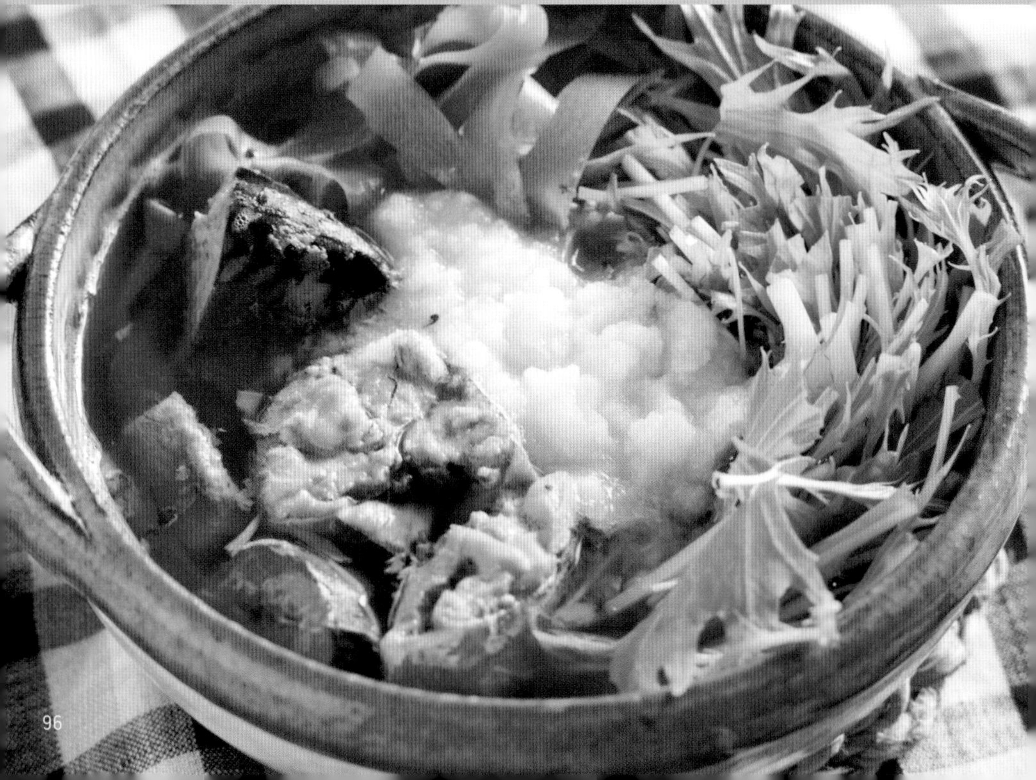

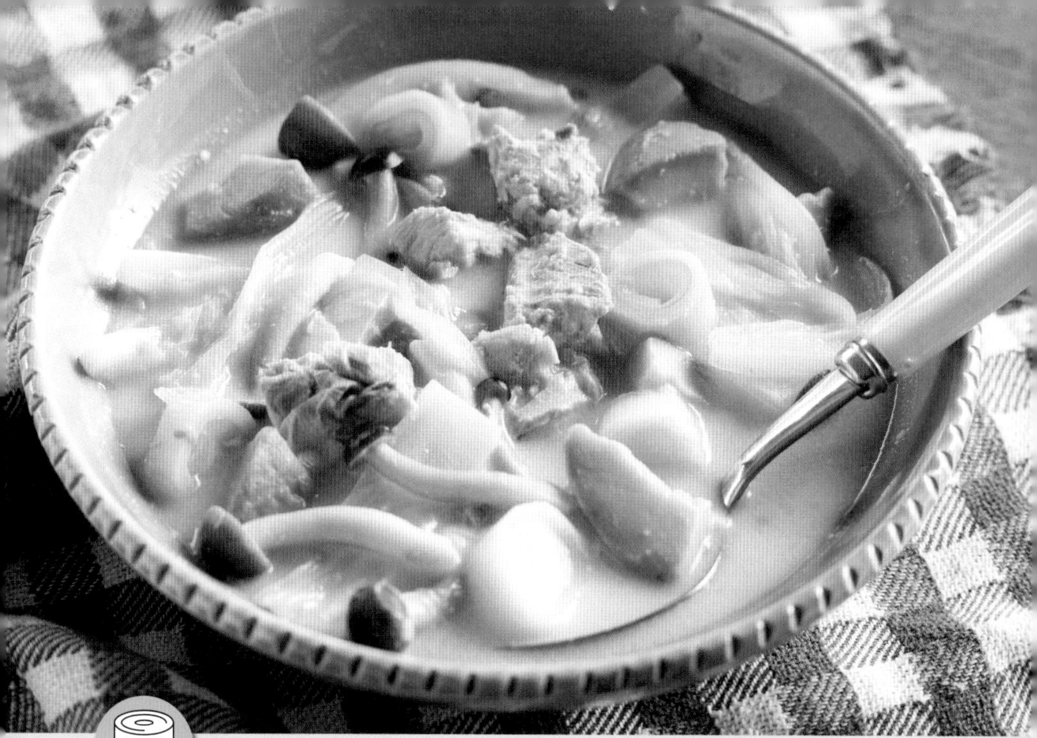

さけ

カロリー	たんぱく質	糖質
223 kcal	12.1 g	6.3 g

さけと野菜がたっぷりの
食べるスープ。
濃厚なアボカドと豆乳でまろやかに

さけの豆乳チャウダー

材料（2～3人分）

さけ缶（水煮）…… 小1缶（90g）
アボカド …… 1個
白菜 …… 1/8個
長ねぎ …… 1本
しめじ …… 1パック（100g）
A 水 …… 600ml
　顆粒だし …… 小さじ1
豆乳（無調整）…… 200ml
味噌 …… 大さじ3

1 アボカドは半分に切って皮と種を取り除き、一口大に切る。白菜は太めのせん切りにし、長ねぎは輪切りにする。しめじは石づきを取ってほぐす。

2 鍋にAを入れて中火にかけ、白菜、長ねぎ、しめじ、さけ缶を汁ごと加えて煮る。

3 野菜がしんなりしてきたら、アボカド、豆乳を加え、ひと煮立ちしたら火を止め、味噌を溶きながら混ぜる。

ツナ

カロリー	たんぱく質	糖質
187 kcal	15.9 g	7.0 g

低カロリーで栄養豊富な白菜が主役。
溶けたチーズをからめてどうぞ

ツナと白菜のチーズ鍋

材料（2人分）

ツナ缶（水煮）····1缶（70g）
白菜····2枚
冷凍ブロッコリー····6個
コーン（水煮）····30g
水····100ml
Ⓐ 豆乳（無調整）····200ml
味噌····大さじ1
ピザ用チーズ····40g

1 白菜は小さめのざく切りにし、鍋に入れる。水を加えて中火にかけ、ふたをして煮る。

2 白菜に火が通ったらブロッコリー、ツナ缶を汁ごと、コーン、Ⓐを加え、ピザ用チーズが溶けるまで弱火で煮る。

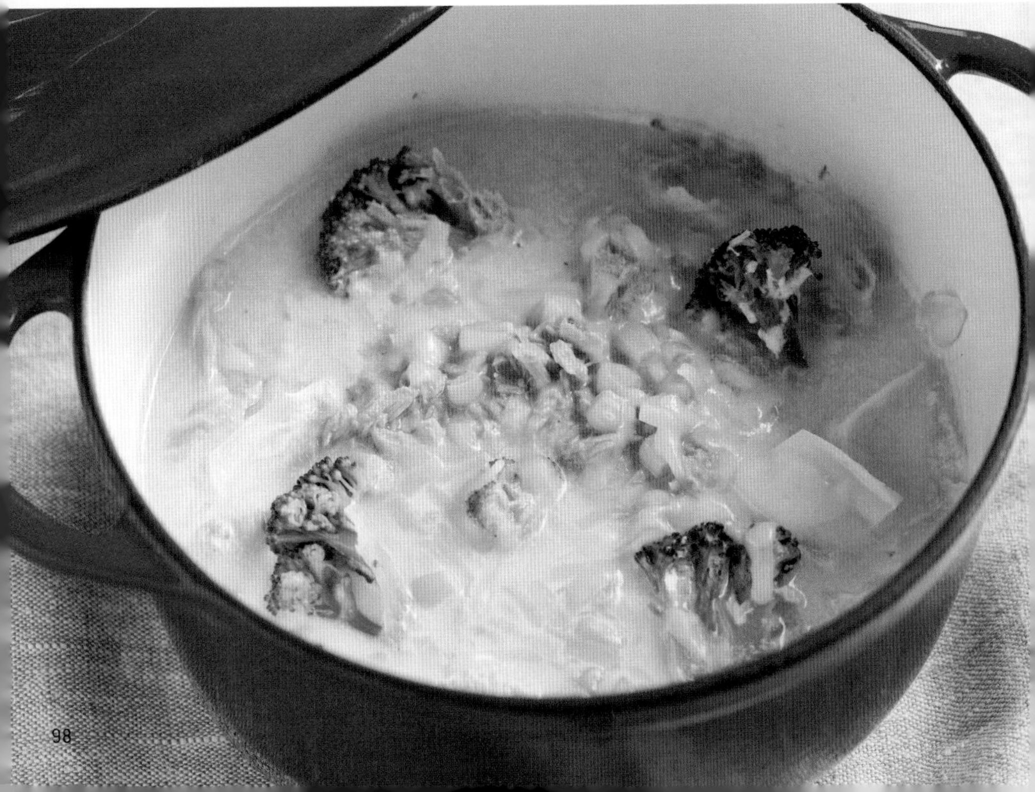

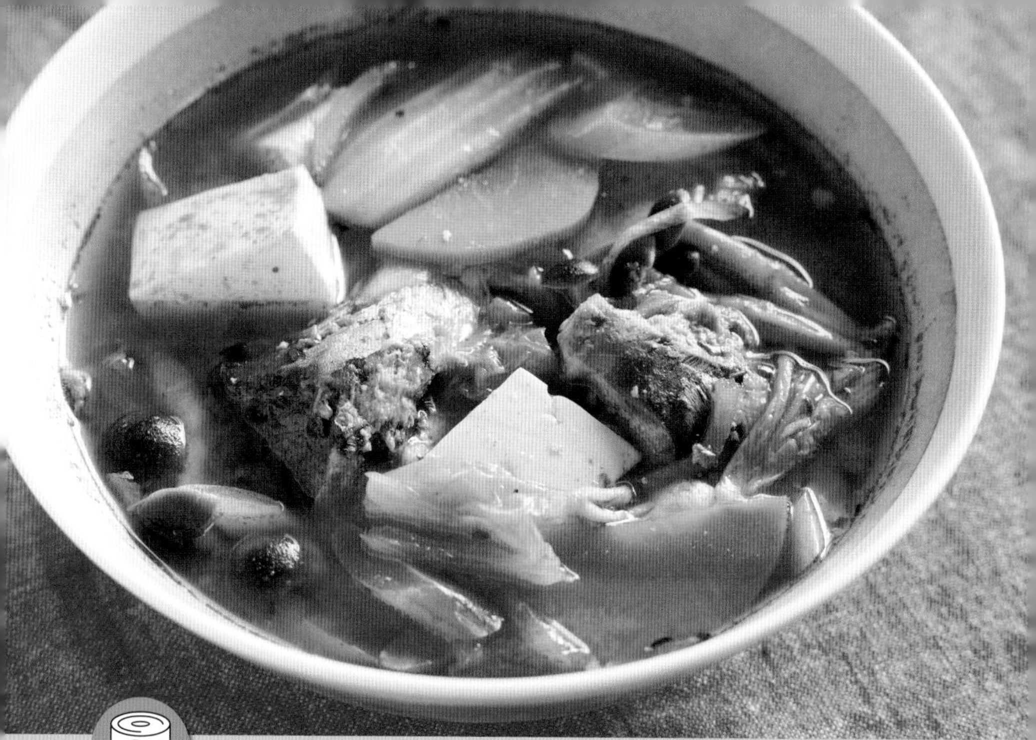

さば

カロリー	たんぱく質	糖質
301 kcal	23.4 g	6.5 g

アンチエイジング

美肌

冷え解消

味噌とにんにくでピリ辛味に。
冷蔵庫にある野菜でOK

さば缶キムチスープ

材料（2人分）

さば缶（水煮）…… 1缶（190g）
白菜キムチ …… 60g
玉ねぎ …… 1/4個
にんじん …… 1/4本
長ねぎ …… 1本　しめじ …… 1/2袋
木綿豆腐 …… 1/2丁（150g）
Ⓐ 水 …… 400ml
　酒 …… 大さじ1
味噌 …… 大さじ1
にんにく（すりおろし）…… 少々
ごま油 …… 少々

1 玉ねぎ、にんじんは薄切りにし、長ねぎは斜め切りにする。しめじは石づきを取ってほぐす。豆腐は一口大に切る。

2 鍋にごま油を中火で熱し、キムチを炒める。さば缶を汁ごと、Ⓐ、1を加えて煮る。

3 煮立ったら味噌を溶き入れ、にんにくを加えて2分ほど煮る。

さば　ミックスビーンズ缶　トマト

カロリー	たんぱく質	糖質
274 kcal	22.7 g	19.1 g

アメリカ南部の料理で、ガンボとはオクラのこと。
食べごたえがあり、スパイシーで体が温まる1杯

さばのガンボスープ

材料（2人分）

さば缶（水煮）…1缶（190g）
ミックスビーンズ缶（水煮）…1缶（120g）
冷凍オクラ…40g
Ⓐ カットトマト缶…1/2缶（200g）
　にんにく（すりおろし）…小さじ1/2
　チリパウダー…小さじ1
　水…200ml
こしょう…適量

1. 鍋にさば缶を汁ごと、ミックスビーンズ、Ⓐを入れて中火にかける。
2. 5分ほど煮たら、オクラを加えてひと煮立ちさせ、こしょうで味をととのえる。

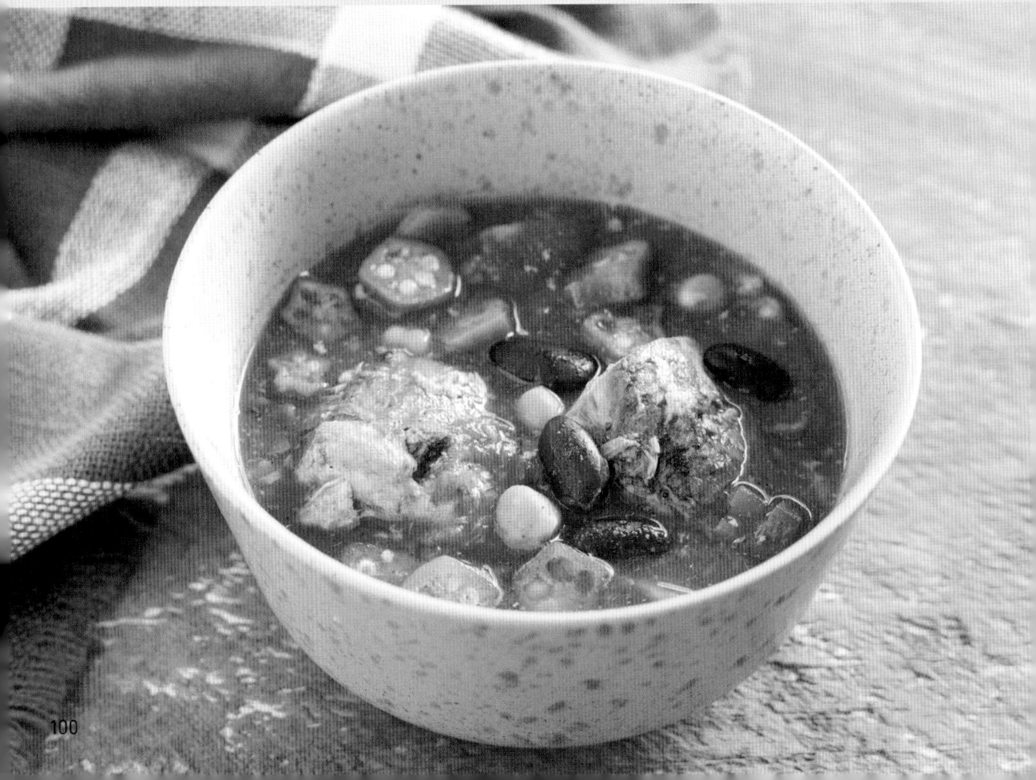

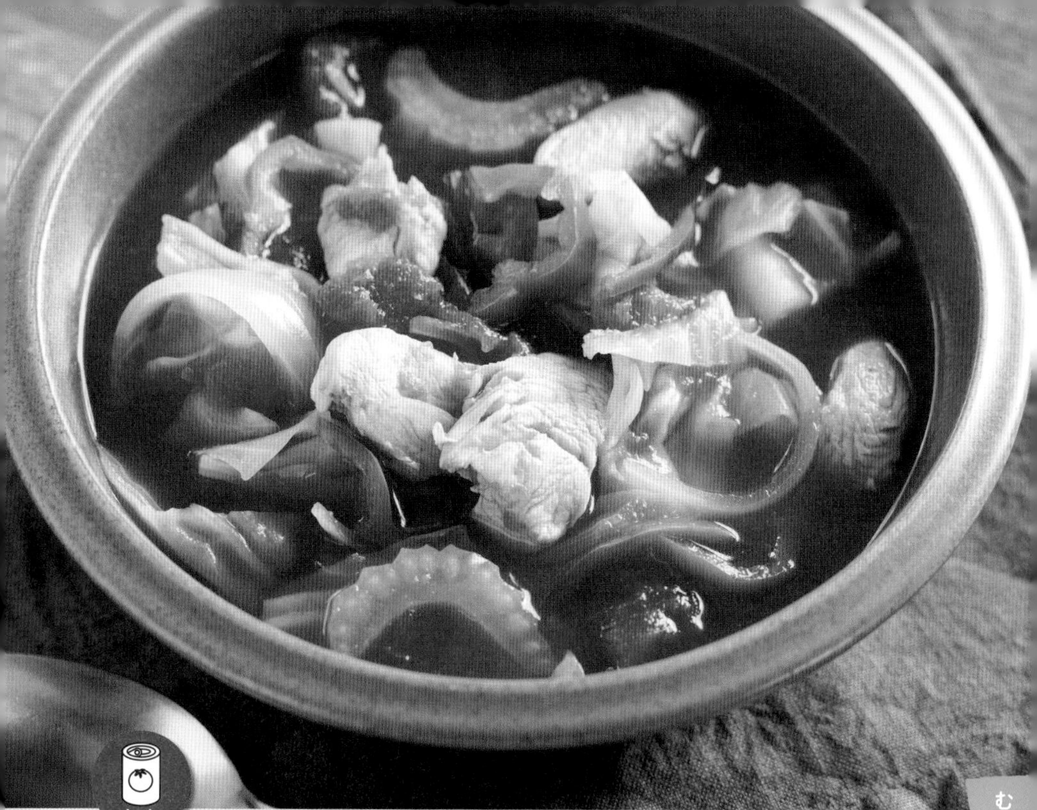

トマト

低カロリーで野菜不足の救世主
メニュー。カレー粉で辛さを調整

カロリー	たんぱく質	糖質
118 kcal	13.9 g	7.9 g

ささみの魔女スープ

材料（2人分）

鶏ささみ….2本
キャベツ….1/8個
セロリ….1/4本
ピーマン….1個
玉ねぎ….1/4個
A カットトマト缶….1/2缶（200g）
　顆粒コンソメ….小さじ2
水….200ml
カレー粉….小さじ1
こしょう….少々

1 キャベツ、セロリ、ピーマンは食べやすい大きさに切り、玉ねぎは薄切りにする。鶏ささみはそぎ切りにする。

2 鍋に1とAを入れ、水を加え、中火にかける。

3 野菜に火が通るまで煮たら、カレー粉、こしょうを加えて混ぜる。

さけ　ミックスビーンズ缶　トマト

カロリー	たんぱく質	糖質
298 kcal	21.8 g	28.1 g

具だくさんのトマトスープ。
中骨缶はだしが出やすく、カルシウムも豊富

さけ缶ミネストローネ

材料（2人分）

- さけ中骨缶（水煮）…… 1缶（140g）
- 玉ねぎ …… 1/2個
- パプリカ …… 1/2個
- まいたけ …… 適量
- ミックスビーンズ缶（水煮）…… 1缶（120g）
- カットトマト缶 …… 1缶（400g）
- 水 …… 200ml
- 味噌 …… 大さじ1
- オリーブ油 …… 適量

1 玉ねぎ、パプリカは1cm角に切る。まいたけは一口大にほぐす。

2 鍋にオリーブ油を中火で熱し、1を入れて炒める。しんなりしてきたら水、さけの中骨缶を汁ごと、ミックスビーンズ、トマト缶を加える。

3 軽く煮たら、味噌を溶き入れる。

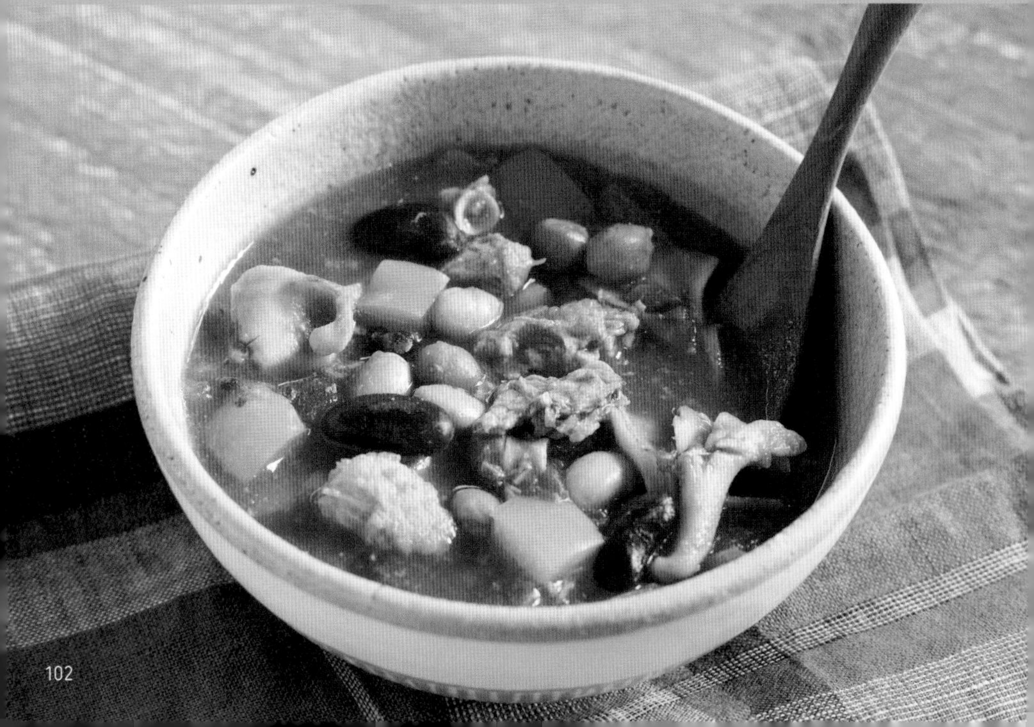

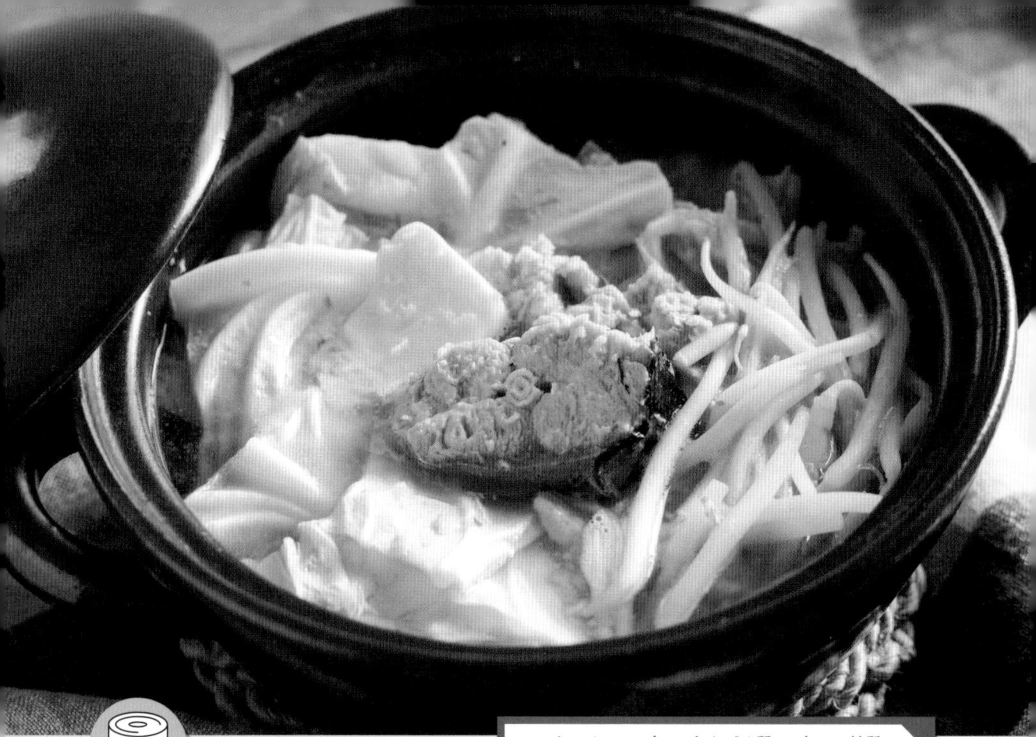

さけ

カロリー	たんぱく質	糖質
251 kcal	19.1 g	8.5 g

アンチエイジング

便秘解消

むくみ解消

バターが香る味噌仕立てのスープが絶品。
さけ缶なら短時間で仕上がる

さけ缶の石狩鍋

材料（2人分）

さけ缶（水煮）…… 大1缶（190g）
キャベツ …… 1/6個
もやし …… 1/2袋
水 …… 400ml
Ⓐ 味噌 …… 大さじ1と1/2
　みりん …… 大さじ1
バター …… 10g
粗びき黒こしょう …… 適量

1 キャベツはざく切りにする。もやしはさっと洗って水気をきる。

2 鍋に水を入れて火にかけ、沸いてきたらⒶを加えて混ぜ、1とさけ缶を汁ごと加えて煮る。

3 野菜に火が通ったら、バターを加え、黒こしょうを振る。

さば

カロリー	たんぱく質	糖質
202 kcal	18.5 g	2.0 g

味噌玉を作っておけば湯を注ぐだけ!
栄養価の高い乾物や冷凍野菜を活用

さばの即席味噌汁

材料(1人分)

さば缶(水煮)····1/2缶(95g)
冷凍ほうれん草・乾燥わかめ・
切り干し大根····各適量
小ねぎ(小口切り)····適量
味噌玉(右記)····1個
湯····170ml

1 カップにすべての具材と味噌玉を入れ、湯を注ぐ。

2 切り干し大根がふやけるまで少しおく。

味噌玉の材料と作り方(4個分)

好みの味噌60g、顆粒だし大さじ1をよく混ぜ合わせ、4等分にして(1個15g)ラップに包む。

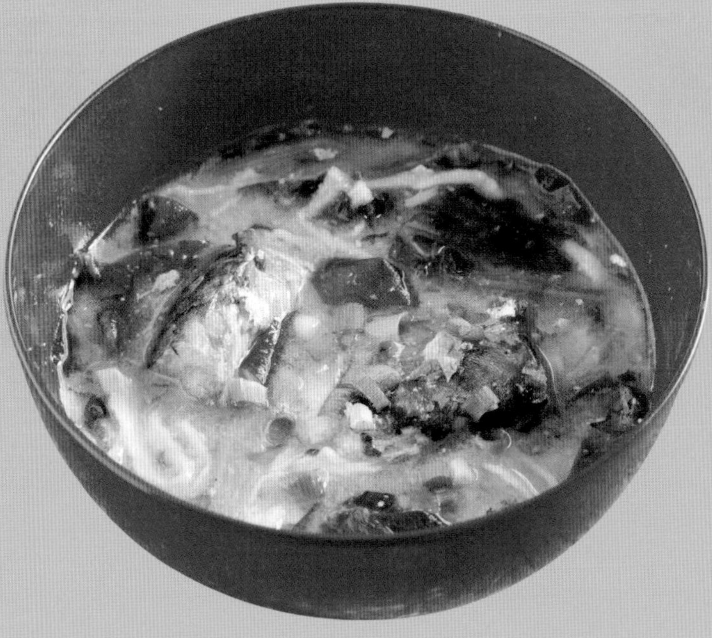

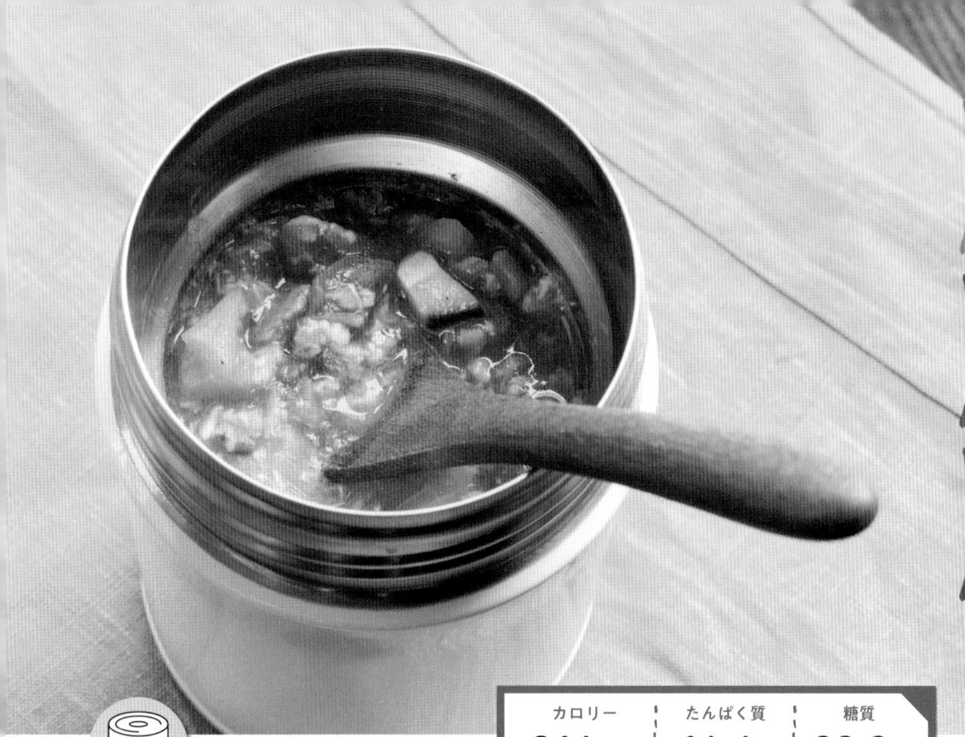

美肌

アンチエイジング

冷え解消

ツナ

カロリー	たんぱく質	糖質
216 kcal	14.6 g	23.8 g

温めたジャーの中でオートミールを柔らかくして。お弁当にぴったり

スープジャーで トマトカレー

材料（1人分）

オートミール …. 30g
水 …. 50ml
トマト …. 中1個
玉ねぎ …. 1/8個
しいたけ …. 1個
ツナ缶（水煮）…. 1缶（70g）
顆粒コンソメ …. 小さじ1
カレー粉 …. 小さじ2

1 トマトはざく切りにし、玉ねぎは1cm角に切る。しいたけは軸を切り落として薄切りにする。スープジャーに湯（分量外）を注ぎ、ふたをしておく。

2 鍋にオートミール以外の材料を入れ、中火にかける。煮立ったら火を止めてオートミールを加え、よく混ぜる。

3 スープジャーの湯を捨て、2を入れる。

さば缶、いわし缶、さけ缶を食べると、やせホルモン「GLP-1」がアップ！

監修 医学博士 白澤卓二

なぜ缶詰でやせるの？

缶詰がダイエットに効果的と言われる理由は、消化管ホルモンの「GLP-1（ジーエルピーワン）」が関係しています。GLP-1は私たちの体内にもともと存在するホルモンで、食事をして消化器に食べ物が入ってくると、小腸から分泌されます。

主な働きは、食欲の抑制と血糖値のコントロール。脳に働きかけて食欲を抑えるストッパーの役割をし、適切な食事量で満足感が得られるようになるため、〝やせホルモン〟とも呼ばれています。また、食べ物が胃を通過するスピードを遅くして血糖値の上昇をゆるやかにしたり、インスリンの分泌を促進して血糖値を上げるホルモンの分泌を抑えたりする作用もあります。GLP-1の分泌量は個人差があり、やせやすい、太りやすいといった体質をつくる要因の1つになっているとも考えられます。

缶詰でEPAをとればGLP-1の分泌量が増加

つまり、ふだんの食事からGLP-1を意識することで、食欲をコントロールして自然と太りにくい体質になることができます。基本的にはどの食べ物でも腸に達するとGLP-1が分泌されますが、より多く分泌を促すのが、さばやいわし、さけなどの魚の油に含まれるEPA（エイコサペンタエン酸）。EPAには腸の細胞に刺激を与えてGLP-1の分泌を促進する働きがあります。

EPAやDHAはオメガ3脂肪酸という不飽和脂肪酸で、時間が経つと酸化しやすいのですが、密閉されて鮮度が保たれている缶詰なら酸化しづ

やせホルモン「GLP-1」が分泌されるしくみ

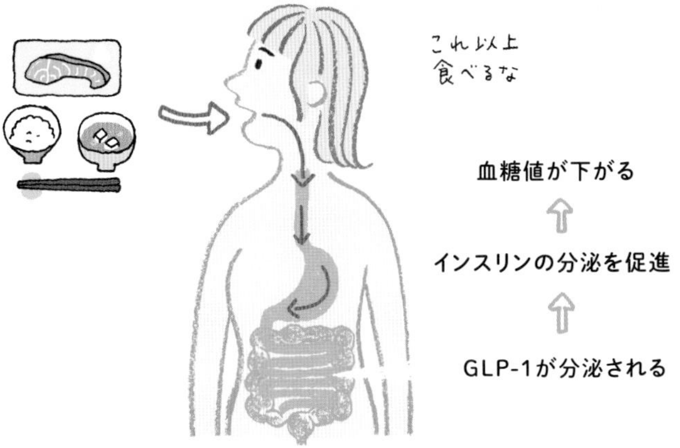

GLP-1は、小腸から大腸にかけて存在するL細胞から分泌される。青魚やさけに含まれるEPAをとると、L細胞が刺激を受けてGLP-1の分泌が増加。血糖値の上昇を抑え、食欲をコントロールすることで、ダイエット効果が期待できる。

らく、生の魚よりも効率よく良質な栄養をとることができます。また、さばは漁獲期によってEPAの濃度が異なり、秋さばの方がEPAの含有量が多いのでよりおすすめです。

食物繊維で腸内環境を整えるとさらに効果的

EPAと同じく、腸の細胞を刺激してGLP-1の分泌を促す効果が期待できるのが食物繊維です。EPAが含まれる魚と一緒に、ブロッコリーやキャベツ、ごぼう、たけのこ、玉ねぎ、玄米など食物繊維を含む食材を食べるとさらに効果的です。

また、GLP-1は腸から分泌されるので、ふだんから腸内環境を整えて腸の働きをよくしておくことも大切です。食物繊維はもちろん、ヨーグルトや納豆、キムチなど乳酸菌の多い食材も積極的にとるようにしましょう。

食材別さくいん

缶詰

野菜・果物

きのこ類

肉類

魚介類

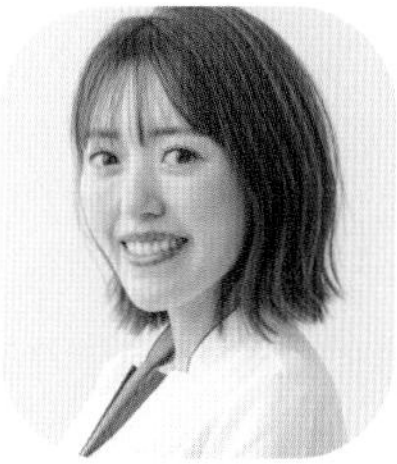

松田リエ （まつだ・りえ）

看護師・保健師・ダイエット講師。Belle Lus株式会社代表取締役。Belle Life Style協会代表理事。1986年生まれ。2児の母。看護師としてがん患者のケアを担当後、保健師として成人の健康教育やメタボリックシンドローム、糖尿病患者への保健指導を行う。自身が食生活だけで12kgやせた経験を生かし〝食べやせダイエット〟専門講師として起業し、受講生3000名をダイエット成功へ導く。YouTubeチャンネルやAmebaブログ、SNSでダイエットに関する情報を発信。著書に『ずぼら瞬食ダイエット』（小学館）、『ずぼらに健康、やせ体質！ 瞬食オートミールダイエット』（西東社）、『コストコ瞬食ダイエット』（小社）など。

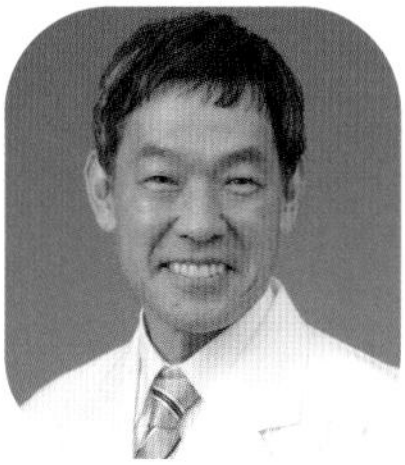

| 監修 | 白澤卓二 （しらさわ・たくじ）

白澤抗加齢医学研究所所長、お茶の水健康長寿クリニック院長、医学博士。国際予防医学協会理事長。有料老人ホームResidence of Hope館林代表。1982年に千葉大学医学部卒業後、海外で遺伝子・免疫学の知識を深め、1990年に博士号を取得。東京都老人総合研究所病理部門、神経生理部門、分子老化研究、老化ゲノムバイオマーカー研究にて研究部長等を務め、認知症や遺伝性神経障害、神経科学や老化学に関する論文を多数発表。順天堂大学大学院医学研究科加齢制御医学講座教授を経て現職。健康実用書を300冊以上執筆し、人気テレビ番組にも多数出演。わかりやすい医学的解説が好評を博している。『超健康！ 若返る！ ラクうま「水煮缶」ダイエット』（宝島社）ほか著書多数。

| Staff |

装丁	坂川朱音（朱猫堂）
本文デザイン	坂川朱音＋小木曽杏子（朱猫堂）
本文DTP	美創
撮影	松村隆史
イラスト	細川夏子
調理・レシピ考案・スタイリング	宮沢史絵
調理アシスタント	中嶋美穂
栄養成分計算	尾形明莉（Belle Lus）
編集協力	矢澤純子
制作協力	Belle Lus株式会社 一般社団法人Belle Life Style協会
撮影協力	UTUWA

食べるほどやせる!
ずぼら缶詰ダイエット

2024年5月30日　第1刷発行

著　者　松田リエ
監　修　白澤卓二
発行人　見城 徹
編集人　菊地朱雅子
編集者　松本あおい
発行所　株式会社 幻冬舎
〒151-0051 東京都渋谷区千駄ヶ谷4-9-7
電話:03(5411)6211(編集)
03(5411)6222(営業)
公式HP:https://www.gentosha.co.jp/
印刷・製本所　錦明印刷株式会社

検印廃止

Printed in Japan　ISBN978-4-344-04273-5 C0077

この本に関するご意見・ご感想は、
下記アンケートフォームからお寄せください。
https://www.gentosha.co.jp/e/